Comprender el
Melanoma
y otros cánceres de piel

Comprender el

Melanoma y otros cánceres de piel

Josep Malvehy
Susana Puig
Cristina Carrera
Paula Aguilera
Mauricio Gamboa
Miriam América Jesús S.

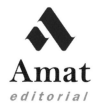

Amat
editorial

Autores: Josep Malvehy, Susana Puig, Cristina Carrera, Paula Aguilera,
Mauricio Gamboa, Miriam América Jesús S.

Director de la colección: Emili Atmetlla

© Editorial Amat, 2015 (www.amateditorial.com)
Profit Editorial I., S.L., Barcelona, 2015

ISBN: 978-84-9735-816-3
Depósito legal: B-24.792-2015

Diseño cubierta: XicArt
Maquetación: www.eximpre.com
Impreso por: Liberdúplex

Impreso en España - *Printed in Spain*

Índice

ÍNDICE

ÍNDICE

ÍNDICE

ÍNDICE

ÍNDICE

Introducción

El cáncer de piel incluye el grupo de tumores más frecuentes de la especie humana. Se calcula que en una población de raza caucásica el número de tumores malignos de la piel supera con creces el número total de todos los otros tumores malignos en el ser humano. Su incidencia está aumentando de forma constante a pesar de los avances en el conocimiento de sus causas y de las medidas de prevención en forma de campañas de educación y de detección precoz. En el caso del melanoma, se ha observado el incremento en incidencia más importante de todos los cánceres en humanos, triplicándose en los últimos 10 años en todo el mundo.

Esto se debe a que la causa principal, la exposición solar, sigue haciendo estragos en nuestra población. A pesar de la introducción de filtros solares en forma de crema que son altamente eficaces en la prevención de la quemadura solar, no se han modificado los hábitos de exposición solar recreacional y el interés por un bronceado por motivos estéticos. Cada tumor maligno de piel puede tener causas diversas que incluyen factores ambientales como la exposición solar o a cabinas de rayos UVA, la inmunosupresión o factores genéticos. Respecto a la radiación ultravioleta sabemos que la asociación con el cáncer de piel difiere en el caso del melanoma, el carcinoma basocelular o el carcinoma escamoso.

La mayor parte de los carcinomas cutáneos se pueden curar con distintos tratamientos que incluyen la cirugía. Sin embargo, estos tratamientos pueden derivar en una elevada mobilidad para el paciente, especialmente en los tumores de la cara o zonas expuestas, o donde no es infrecuente la recidiva. En el caso del melanoma, la mortalidad está causada por la extensión a otros órganos que se hallan a distancia del tumor. Las tasas de mortalidad de este tumor siguen aumentando en la mayoría de países del mundo a pesar de los avances en diagnóstico precoz y los nuevos tratamientos con terapias inmunológicas o terapias diana.

Con esta obra pretendemos abordar los aspectos esenciales del cáncer cutáneo de una forma amena, con intención didáctica pero a su vez con gran rigor científico. Este libro está dedicado a nuestros pacientes y también a cualquier persona que tenga interés en el tema. En este material el lector encontrará información de los distintos tipos de tumores, sus factores causales, su diagnóstico y tratamiento. También se hace especial énfasis en los aspectos que todos deberían conocer en cuanto a la prevención y a la protección de la piel y los signos de alarma. Se incluyen para ello imágenes de tumores que esperamos sirvan para el reconocimiento de los tumores más peligrosos, así como gran número de gráficos, tablas y esquemas diversos.

1. Anatomía y fisiología de la piel

¿Qué es la piel?

La piel es el órgano más extenso del cuerpo humano y nuestra protección para los diferentes órganos, músculos y huesos.

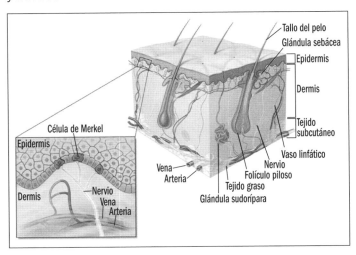

Figura 1.1. *Principales estructuras que forman la piel normal, con las diferentes capas de la piel, pelos, vasos y glándulas.*

Es, además, una superficie que nos protege contra microorganismos, un regulador térmico y un órgano sensorial increíble que permite obtener sensaciones de tacto, calor, presión o frío.

Las capas de la piel

La piel cuenta con tres capas: epidermis, dermis y tejido celular subcutáneo.

Epidermis

Es la capa más exterior de la piel. Se conforma por un mosaico de células unidas, con grosor variable dependiendo de la localización; grueso en plantas y palmas, delgado en párpados y genitales.

La epidermis previene la pérdida de agua, resiste al trauma físico y químico y protege contra los microorganismos.

La epidermis cuenta con tres tipos de células principales: queratinocitos, melanocitos y células de Langerhans.

Las células principales son los queratinocitos, que se desarrollan en la capa basal o germinativa y migran hacia la superficie en aproximadamente cuatro semanas, donde se descaman.

Los melanocitos son las células encargadas de dar color a la piel y de proteger a los queratinocitos de la radiación ultravioleta. Todas las razas cuentan con el mismo número de melanocitos; la diferencia en los tonos de piel se debe a la distinta cantidad y calidad del pigmento producido.

Las células de Langerhans son células especializadas del sistema inmune que juegan un papel importante en la protección contra agentes externos e infecciones.

Los pelos, las glándulas sudoríparas, sebáceas y apocrinas se desarrollan en las células epidérmicas, pero se extienden a la dermis. Las glándulas se abren hacia la superficie a través de pequeños ductos glandulares.

Dermis

Esta capa se encuentra justo debajo de la epidermis y la supera en grosor. Se conforma por proteínas especializadas como la colágena y la elastina, que se organizan en fibras de diferentes tamaños y propiedades. La matriz extracelular, un gel especializado conformado por diferentes proteínas, rodea todas estas estructuras y les ayuda a dar soporte.

Dentro de la matriz extracelular se encuentran vasos sanguíneos y linfáticos, nervios y la parte inferior de los pelos y las glándulas.

Tejido celular subcutáneo

Esta capa se encuentra debajo de la dermis, contiene fibras de colágeno y células grasas (adipocitos). Protege a la piel del trauma exterior y ayuda a aislarnos del frío. Es el lugar principal de almacenamiento de energía (grasa) y tiene abundantes vasos sanguíneos, nervios y vasos linfáticos.

PUNTOS CLAVE

- La piel cuenta con tres capas: epidermis, dermis y tejido celular subcutáneo.

- La epidermis es la capa más superficial de la piel, previene la pérdida de agua, resiste al trauma físico y químico y protege contra los microorganismos.

- La epidermis cuenta con tres tipos de células principales: queratinocitos, melanocitos y células de Langerhans.

- La dermis es la capa intermedia, formada por matriz extracelular, colágena, elastina y fibras elásticas.

2. Aspectos generales del cáncer de piel

¿Por qué aparece el cáncer de piel?

La piel es el órgano más extenso de todo el cuerpo humano y es el encargado de cubrir los órganos internos y de protegernos del medio ambiente. Al ser un órgano, está formado por diferentes tipos de células, cada una con funciones específicas para trabajar de forma coordinada. Estas células se dividen continuamente de una manera programada y controlada para formar nuevas células y reemplazar las que han ido envejeciendo y muriendo. Esto genera un equilibrio en la producción de nuevas células y la eliminación de células muertas, permitiendo que la piel funcione de forma equilibrada. Cuando se pierde este equilibrio, causado por mutaciones en los genes, ocurre un crecimiento descontrolado y una división excesiva de un determinado tipo de célula, produciéndose un cáncer.

Un cáncer cutáneo puede extenderse hacia áreas de piel sana y, en algunos casos, llega a invadir otros órganos distantes, por medio de un proceso que se conoce como metástasis, el cual consiste en la diseminación a través de la sangre de células malignas que se implantan y crecen en otros órganos previamente sanos.

¿Cuáles son los tipos de cáncer de piel?

Existen varios tipos de cáncer de piel; cada uno tiene su origen en una determinada célula alterada y a partir de la célula causante del cáncer se le asigna el nombre correspondiente. En general, el cáncer de piel se divide en tres grandes grupos: el melanoma, el cáncer de piel no melanoma y los linfomas cutáneos:

- *Melanoma:* es un cáncer de piel originado a partir de melanocitos.
- *Cáncer de piel no melanoma:*
  - *Carcinoma basocelular:* originado a partir de queratinocitos malignos localizados en la capa más profunda de la epidermis.
  - *Carcinoma escamoso:* originado a partir de queratinocitos malignos localizados en capas intermedias de la epidermis.
  - *Sarcomas:* son un grupo de tumores originados a partir de células malignas localizadas en el tejido conectivo de la piel: dermis, tejido celular subcutáneo, vasos sanguíneos y músculos de la piel. Dentro de este grupo se destacan:
    · Fibrosarcomas: originados a partir de fibroblastos malignos de la dermis.
    · Angiosarcomas y linfangiosarcomas: originados a partir de células malignas que normalmente forman los vasos sanguíneos y vasos linfáticos de la piel.
    · Liposarcomas: tumores originados a partir de adipocitos (células grasas) del tejido celular subcutáneo.

- Leiomiosarcomas: tumores originados a partir de células malignas de los músculos piloerectores del pelo.
- *Tumores anexiales malignos*: son tumores que resultan de células malignas que normalmente se originan en las unidades pilosebáceas de la piel.
- *Carcinoma de células de Merkel*: se origina a partir de células de Merkel que se malignizan.
- *Linfomas cutáneos*: son el resultado del crecimiento descontrolado y anormal de los linfocitos que normalmente residen en la piel.

¿Cómo se diagnostica el cáncer de piel?

El diagnóstico de los tumores de la piel se inicia con el examen clínico del médico a simple vista de la lesión. Este examen se acompaña habitualmente de una exploración con dermatoscopia, técnica no invasiva que permite la exploración de los tumores y su diagnóstico con mucha precisión.

Cuando el especialista identifica un tumor compatible con un cáncer cutáneo, habitualmente realiza una biopsia para confirmar su diagnóstico o bien realizar un estudio de las características del cáncer. Sin embargo, no siempre es necesario realizar una biopsia, especialmente en el caso del carcinoma basocelular superficial, si el diagnóstico no invasivo es claro.

La biopsia es un procedimiento relativamente sencillo, que en la mayoría de casos no ofrece ninguna complicación a largo plazo para los pacientes. Consiste en la toma de una pequeña muestra de piel que se incluye en un medio de conservación (habitualmente formalina) y se envía al laboratorio de histopatología, donde se procesa para que pueda ser interpretada en el microscopio por los dermatopatólogos, es decir, los patólogos especialistas en enfermedades de la piel.

Para la toma de la muestra, normalmente se usa una pequeña cantidad de un anestésico inyectado en la piel, alrededor de donde se quiere realizar la biopsia con el fin de evitar el dolor durante el procedimiento. En algunas ocasiones, posteriormente a la toma de biopsia, se puede requerir del uso de sutura (puntos) para cerrar la piel o, si la biopsia es muy pequeña, se puede dejar que la piel cierre sola. Existen dos tipos de biopsia:

- *Biopsia excisional*: consiste en la extirpación completa del tumor. Esta técnica se usa principalmente cuando son lesiones tumorales pequeñas que posteriormente son fáciles de cerrar con puntos. También es la técnica ideal para la toma de biopsias de lesiones tumorales sospechosas de melanoma.
- *Biopsia incisional*: consiste en la toma de una parte del tumor dejando el resto para un posterior tratamiento. Esta técnica se usa cuando se quiere confirmar un diagnóstico de un determinado tumor, conocer mejor sus características o decidir posteriomente si la extirpación completa es el tratamiento ideal.

Los instrumentos usados para la toma de biopsias son los siguientes:

- *Biopsia con bisturí*: permite cortes precisos y realizar incisiones de diferentes formas.
- *Punch*: es un dispositivo cilíndrico cortante que toma

biopsias circulares. Permite la toma de biopsias de una forma rápida.

- *Biopsia en afeitado:* se denomina así cuando el corte tiene una orientación horizontal.

En ocasiones, existen tumores que son difíciles de diagnosticar con el procesado y las tinciones habituales. En estos casos, se puede requerir la realización de técnicas más avanzadas que facilitan el diagnóstico. Este tipo de pruebas son indicadas por los patólogos y se realizan sobre la misma muestra de piel de la biopsia inicial. Las más usadas son:

- *Inmunohistoquímica:* permite hacer visibles algunas células o estructuras de las células que normalmente no lo son con las técnicas de rutina. De esta manera, los patólogos pueden realizar diagnósticos más precisos.
- *Hibridación fluorescente in situ (FISH):* es una técnica molecular que permite detectar alteraciones puntuales en los cromosomas de las células. Los cromosomas están dentro del núcleo de una célula y contienen el ADN de una persona. Los tumores pueden tener alteraciones en los genes, por lo que la identificación de estas alteraciones puede resultar útil en el momento de clasificarlos.

¿Existen otras técnicas diagnósticas de los tumores de la piel además de la biopsia?

Aunque la biopsia de piel es el método diagnóstico de referencia para el cáncer de piel, existen otras técnicas diagnósticas de imagen no invasivas, lo que significa que no requieren de incisiones ni generan mayor incomodidad al paciente, que sirven como complemento a la biopsia:

- *Dermatoscopia:* es una técnica no invasiva que utiliza un dispositivo a través del cual se ve la piel con mayor aumento y que emite una luz especial que permite ver las capas de piel que se encuentran por debajo de la capa córnea, las cuales no pueden verse a simple vista con una luz normal.
  Esta técnica permite la identificación precoz del melanoma, los carcinomas escamosos y los carcinomas basocelulares, entre otros tumores de la piel. (Figura 1. Galería de imágenes). Es una técnica imprescindible para el diagnóstico de la mayoría de tumores de la piel. El instrumento necesario para esta técnica de diagnosis es el dermatoscopio, que puede ser analógico o digital.
- *Microscopia confocal de reflectancia (RCM):* es una técnica diagnóstica no invasiva que usa un equipo que proyecta un láser en la piel que no genera ningún daño, el cual permite la visualización de las células de las capas superficiales de la piel en la pantalla de un ordenador en tiempo real; algo similar a lo que puede ver un patólogo en un microscopio convencional.
  Es de gran utilidad cuando el tumor es susceptible de ser diagnosticado con un examen de su superficie. Permite además confirmar el diagnóstico en lesiones dudosas y delimitar los márgenes antes de la cirugía. (Figura 2. Galería de imágenes).
- *Tomografía de coherencia óptica (OCT):* es una técnica no invasiva que usa fuentes de luz especiales para capturar imágenes tridimensionales de las diferentes capas de la piel. Tiene indicaciones similares a la microscopia confocal.

¿Cuál es el tratamiento del cáncer de piel?

En la actualidad disponemos de diferentes opciones de tratamiento del cáncer de piel dependiendo de su gravedad, tipo de tumor, extensión, localización anatómica y factores clínicos como la edad del paciente y el riesgo de complicaciones. En algunas ocasiones se requiere una combinación de distintos tratamientos para obtener los mejores resultados. El especialista deberá informar al paciente de las opciones de tratamiento con una correcta explicación de las ventajas e inconvenientes de cada una de ellas.

Tratamiento quirúrgico

Cirugía convencional. Es el tratamiento de elección para los cánceres de piel que requieren ser extirpados. Siempre que se extirpa un tumor, se incluyen unos márgenes de seguridad, lo que significa que se retira un poco de piel sana de alrededor de la lesión con el fin de garantizar que las células tumorales que no son visibles también sean extirpadas y de esta forma evitar que vuelva a crecer el tumor con el paso del tiempo.

Una de las grandes ventajas que ofrece la cirugía convencional es que los márgenes de seguridad extirpados pueden ser analizados al microscopio por un patólogo para evaluar si se logró resecar por completo el tumor.

Cirugía micrográfica de Mohs. Es una técnica quirúrgica que permite estudiar todos los márgenes de extirpación en sus tres dimensiones y de forma peroperatoria (durante la misma intervención se asegura el tratamiento correcto). Esta técnica implica un mayor tiempo operatorio y un entrenamiento cualificado del equipo quirúrgico, por lo que se reserva para casos seleccionados, especialmente de cáncer de piel en localizaciones anatómicas más delicadas o de mayor riesgo en caso de no ser tratadas correctamente mediante una cirugía convencional. También está indicada en algunos casos en los que un tumor préviamente extirpado reaparece; es lo que se denomina recurrencia o recidiva tumoral.

Tratamiento no quirúrgico

Criocirugía. Consiste en la congelación del tumor usando nitrógeno líquido, lo que destruye las células malignas. Al ser una técnica en la cual no se extirpa el tumor, no se puede analizar al microscopio la persistencia de células tumorales. En general está indicada en el tratamiento de tumores poco profundos y poco agresivos, o en casos de pacientes con contraindicación para la cirugía (edad muy avanzada o con otras enfermedades graves o descompensadas).

Doble electrocuretaje. Consiste en destruir el tumor por calentamiento con un cauterio y, posteriormente, retirar lo que queda con una cureta. Al igual que el tratamiento anterior, tiene la limitación de que no se puede evaluar el tumor residual con el microscopio. También está indicado en caso de tumores superficiales y poco agresivos.

Radioterapia. Consiste en la aplicación de rayos X sobre el tumor con unos equipos especiales. En general, se usa para tratar lesiones que volvieron a aparecer después de una cirugía o en pacientes de edad avanzada en los que no se puede realizar una cirugía convencional. Normalmente no se usa en pacientes jóvenes porque puede producir irritaciones crónicas e incluso otros tumores de piel a largo plazo.

Quimioterapia tópica. Hoy en día ya se han desarrollado medicamentos que al ser aplicados sobre el tumor inducen la destrucción de las células malignas por medio de un efecto directo destructivo. Se usa en tumores poco profundos y poco agresivos. Estos tratamientos se aplican en forma de crema, laca, gel o parche sobre la lesión y también se emplean como tratamiento complementario después de una cirugía.

Quimioterapia sistémica. Se trata de medicamentos que son administrados al paciente y cuya función es destruir las células cancerosas que se han diseminado por el cuerpo y que están afectando otros órganos. Este tipo de tratamiento sólo se usa en caso de que el tumor haya hecho metástasis porque son sustancias químicas agresivas que pueden generar efectos no deseados en otros órganos.

Inmunoterapia. Consiste en un grupo de medicamentos que estimulan las defensas del cuerpo para que destruyan el tumor. En el caso del cáncer cutáneo se puede usar un tratamiento de inmunoterapia tópica o sistémica.

Terapias moleculares diana. Se trata de fármacos que bloquean el crecimiento y la diseminación de las células cancerígenas, a través de la regulación de las vías moleculares alteradas por la presencia de mutaciones que hacen que las células se vuelvan cancerosas.

Aspectos generales del cáncer de piel

PUNTOS CLAVE

- El cáncer de piel se origina por un crecimiento descontrolado de algunas células, como resultado de mutaciones en sus genes.
- Existen varios tipos de cáncer de piel, y cada uno de ellos se origina a partir de un tipo de célula determinado.
- La biopsia de piel es la prueba diagnóstica de referencia para el diagnóstico del cáncer cutáneo, especialmente en los casos dudosos o en los tumores más agresivos.
- Existen técnicas de imagen no invasivas de diagnóstico del tumor que permiten su detección de forma temprana, precisar los márgenes y controlar al paciente después del tratamiento.
- El tratamiento del cáncer de piel incluye distintas opciones: la extirpación quirúrgica, la destrucción del tumor o los tratamientos médicos con quimioterapia, inmunoterapia o terapias diana.

3. Factores de riesgo del cáncer de piel

¿Cuáles son los factores de riesgo principales del cáncer de piel?

Un factor de riesgo es cualquier evento o característica que afecta las posibilidades de padecer alguna enfermedad, en este caso, cáncer de piel. Cada tipo de cáncer tiene diferentes factores de riesgo. Algunos factores de riesgo, como la exposición al sol, se pueden controlar. Otros como la historia personal, la edad o las características genéticas, no pueden ser modificados.

Tener uno o varios factores de riesgo no significa que se desarrollará la enfermedad; existen pacientes que pueden presentar la enfermedad sin tener algún factor de riesgo conocido.

Existen diferentes tipos de cáncer de piel y, por lo tanto, diferentes factores de riesgo. No todas las personas tienen los mismos factores de riesgo para desarrollar cáncer de piel, pero en general se consideran los siguientes:

- Tono de piel claro.
- Ojos azules o verdes.

- Cabello rubio o rojizo.
- Historia familiar de cáncer de piel
- Historia personal de cáncer de piel.
- Exposición solar intensa durante el trabajo o en los ratos de ocio.
- Historia personal de quemaduras.
- Uso de camas de bronceado (UVA).

En las siguientes secciones del capítulo se explicará en detalle cada uno de ellos.

¿Ser rubio o pelirrojo es un factor de riesgo del cáncer de piel?

Cualquier persona, independientemente del tono de piel, puede desarrollar algún tipo de cáncer de piel. Una persona con cabello rubio o rojo, piel clara, con pecas o quemaduras con facilidad, se encuentra en mayor riesgo de desarrollar cáncer de piel que una persona con un tono más oscuro debido a que presenta un tipo de melanina diferente (feomelanina) que otorga menor protección contra la radiación ultravioleta (RUV).

Se han identificado variantes en el gen MCR1 (receptor del gen de la melanocortina) que es el encargado de producir los dos tipos principales de melanina (eumelanina y feomelanina). Si este gen tiene variantes de cabello rojo, el tipo de melanina que se produce es la feomelamina, de tal forma que el cabello será rojo, la piel clara, sin capacidad para broncearse adecuadamente y con mayor riesgo de presentar quemaduras.

Si en la familia existen casos de cáncer de piel, ¿hay riesgo de padecerlo?

No todos los tipos de cáncer de piel se asocian a antecedentes familiares de cáncer de piel. Aproximadamente el 10% de los casos de melanoma se consideran de tipo familiar.

Se sospecha de melanoma familiar en pacientes que presentan las siguientes características:

- Historia personal de melanoma a edad temprana (menos de 30 años).
- Historia personal de más de un melanoma primario.
- Uno o más familiares con diagnóstico de más de un melanoma.
- Uno o más familiares con diagnóstico de melanoma a edad temprana.
- Uno o más familiares con melanoma del ojo.

¿Qué enfermedades genéticas se asocian con mayor frecuencia al cáncer de piel?

El xeroderma pigmentoso es una enfermedad muy rara que se caracteriza por una menor capacidad de reparar el daño en el ADN de la piel ocasionado por el sol. Los pacientes que presentan esta enfermedad tienen una sensibilidad extrema al sol y pueden desarrollar varios tipos de cáncer de piel como es el carcinoma escamoso de la piel y el melanoma ocular, que se inician a edades muy tempranas.

El síndrome de nevus basocelulares o síndrome de Gorlin es una enfermedad genética que se asocia a la aparición de múltiples carcinomas basocelulares a edad

Factores de riesgo del cáncer de piel

temprana y en varios sitios debido a una mutación en el gen PTCH1.

Si se ha padecido algún tipo de cáncer de piel, ¿existe un mayor riesgo de padecer otros tipos de cáncer de piel?

Una persona que ya ha padecido algún tipo de cáncer de piel es probable que presente un daño solar cutáneo intenso y lesiones que pueden desarrollar otros tipos de cáncer de piel.

Por ello, es de vital importancia hacer un estrecho seguimiento de las lesiones sospechosas de malignizarse y realizar una protección solar adecuada.

¿De qué forma influye la exposición solar en el desarrollo del cáncer de piel?

El sol es la principal fuente de radiación ultravioleta (RUV), la cual es capaz de modificar los genes de las células de la piel, por lo que se considera que la RUV es uno de los principales factores de riesgo para desarrollar cáncer de piel.

Existen otras fuentes de radiación UV además del sol como son las camas de bronceado.

La cantidad de RUV que se recibe depende de la intensidad de la luz, el tiempo de exposición de la piel y de si había o no protección con ropa o fotoprotectores. Las personas que viven en sitios soleados y cálidos se encuentran más expuestas a la RUV que las que viven en climas fríos.

Sin embargo, debido al turismo, los habitantes de países fríos, que suelen tener una piel más clara, también sufren quemaduras solares y presentan índices elevados de cáncer cutáneo. La altitud también influye, ya que a mayor altitud, mayor intensidad de la luz solar, lo cual significa mayor RUV. Por este motivo, los alpinistas sufren quemaduras solares con mayor frecuencia.

¿Hay un mayor riesgo de padecer un cáncer de piel después de quemarse en la playa?

Se ha demostrado que haber presentado una o más quemaduras solares con formación de ampollas en la infancia incrementa el riesgo de presentar cáncer de piel en el futuro.

Esto explica por qué es tan importante proteger del sol a los niños. El daño solar se "suma" a lo largo de nuestra vida; nunca es posible "restar" episodios de quemaduras o exposiciones solares intensas.

Tener varios nevus o lunares, ¿incrementa el riesgo de padecer un cáncer de piel?

Los nevus son tumores benignos de melanocitos, los cuales se desarrollan a lo largo de la juventud en zonas como el tronco, los brazos y las piernas. El número de nevus que desarrollaremos a lo largo de nuestra vida está determinado en parte por factores genéticos (herencia) y por la exposición a la RUV.

Los nevus pueden variar en color y tamaño, dependiendo de la raza y el tipo de piel. En su mayoría son planos, de color homogéneo y forma regular.

Los pacientes con muchos nevus tienen de 7 a 10 veces mayor riesgo de padecer un melanoma. Sin embargo, se estima que sólo un 25%-30% de los melanomas se desarrollan sobre un nevus preexistente.

¿Qué tipo de lunares o nevus se asocian al melanoma?

Los nevus que pueden representar un factor de riesgo para desarrollar melanoma se llaman "nevus displásicos o atípicos". Son de forma irregular, de mayor diámetro, y de diferentes colores y formas.

Tener más de 20 nevus en un brazo, es reflejo de un número elevado de nevus en todo el cuerpo y también se ha demostrado que es un factor de riesgo para desarrollar melanoma.

¿Qué otros factores de riesgo se asocian al desarrollo de un cáncer de piel?

La inmunosupresión en pacientes que tienen VIH/SIDA o en los que toman medicamentos inmunosupresores después de un trasplante de órganos es un factor de riesgo para desarrollar cáncer de piel no melanoma (carcinoma basocelular o carcinoma espinocelular), melanoma o lesiones premalignas.

La exposición a radiación o radioterapia también incrementa el riesgo de desarrollar cáncer de piel no melanoma en las regiones de la piel donde se recibió el tratamiento.

Algunas enfermedades genéticas se asocian a mayor riesgo de cáncer cutáneo (xeroderma pigmentoso, síndrome de Gorlin, etcétera).

¿Influye la edad en el desarrollo del cáncer de piel?

La edad influye en los diferentes tipos de cáncer de piel. De forma general, a mayor edad, mayor riesgo de presentar cáncer de piel, lo cual va directamente asociado a una mayor exposición solar durante más tiempo.

Aunque no es una regla general, una persona que ha tomado el sol de forma intensa durante su juventud, puede presentar cáncer de piel no melanoma de forma más temprana que la población general.

El melanoma, se puede presentar también con frecuencia en adultos jóvenes, sobre todo si se asocia a nevus displásicos. En realidad el melanoma es uno de los cánceres con mayor impacto en años de vida productiva perdida debido a que afecta a personas jóvenes. Es el tumor maligno más frecuente en mujeres entre 25 y 29 años y varones entre 30 y 35 años.

¿Quiénes presentan más cáncer de piel, hombres o mujeres?

Los hombres presentan carcinoma basocelular hasta 2 veces más que las mujeres, y carcinoma escamoso hasta 3 veces más. Esto puede estar asociado a una mayor exposición por el trabajo o a un menor uso de ropa protectora.

Factores de riesgo del cáncer de piel

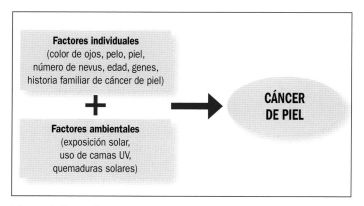

Figura 3.1. *El cáncer de piel depende de dos tipos de factores, los propios del individuo que no se pueden modificar y los factores ambientales que sí se pueden modificar.*

PUNTOS CLAVE

- Los principales factores de riesgo del cáncer de piel son:
  - Tono de piel claro.
  - Ojos azules o verdes.
  - Cabello rubio o rojizo.
  - Historia familiar o personal de cáncer de piel.
  - Exposición solar intensa durante el trabajo o en los ratos de ocio.
  - Historia personal de quemaduras.
  - Uso de camas de bronceado (UVA).
  - Inmunosupresión.
  - Algunas enfermedades genéticas.

4. Enfermedades asociadas con la aparición de cáncer de piel

Xeroderma pigmentoso

¿Qué es el xeroderma pigmentoso?

Es una enfermedad muy poco frecuente que se hereda de forma autosómica recesiva, en la cual la piel no es capaz de repararse del daño que ocasiona la radiación ultravioleta proveniente de la luz del sol o de fuentes de luz artificial.

Normalmente, la radiación ultravioleta ocasiona pequeños daños en el ADN de las células, que éstas son capaces de reparar. Cuando esta capacidad se pierde, el ADN de las células se altera, lo que favorece la aparición de mutaciones que pueden ocasionar tumores y otras alteraciones tanto cutáneas como en otros órganos.

¿Qué son las enfermedades con herencia autosómica recesiva?

Un rasgo, trastorno o enfermedad que se puede transmitir de padres a hijos. Los genes vienen en pares; un gen es heredado de la madre y el otro gen es heredado del padre, lo que quiere decir que tenemos dos veces un mismo gen.

La herencia recesiva significa que ambos genes de un par deben ser anormales para causar la enfermedad. Las personas con sólo un gen defectuoso en un determinado par de genes son consideradas portadoras pero no desarrollan la enfermedad. Sin embargo, pueden transmitir el gen anormal a sus hijos.

¿Cuáles son las manifestaciones de la enfermedad?

Esta enfermedad afecta principalmente a la piel y los ojos. También se asocian alteraciones neurológicas en un 30% de personas que sufren la enfermedad. Las manifestaciones más importantes son las siguientes:

- *En la piel:*
  - Aparición de pecas desde la infancia en áreas de la piel expuestas al sol.
  - Fotosensibilidad: aumento de la sensibilidad a presentar quemaduras en la piel con exposiciones solares de baja intensidad.
  - Piel seca.
  - Signos de daño por el sol desde edades tempranas, que normalmente aparecen en personas ancianas.
  - Aparición temprana de cáncer de piel: desde la infancia

pueden aparecer queratosis actínicas, carcinomas escamosos, carcinomas basocelulares y melanoma.

- *En los ojos:*
  - Fotofobia: sensibilidad en los ojos a la luz del sol.
  - Irritación de las conjuntivas.
  - Ojo seco por poca producción de lágrimas.
  - Queratitis: inflamación y pérdida de la transparencia de la córnea.
  - Eversión (exposición hacia afuera) del borde del párpado.
  - Adelgazamiento de la piel de los párpados.
  - Pérdida de las pestañas.

- *En el sistema neurológico:*
  - Disminución de los reflejos.
  - Sordera.
  - Convulsiones.
  - Rigidez.
  - Bajo nivel cognoscitivo.
  - Microcefalia (cerebro con un diámetro pequeño).

Enfermedades asociadas

¿Cuál es la importancia de los controles dermatológicos continuos?

Como se ha mencionado previamente, los pacientes con esta enfermedad tienen un alto riesgo de desarrollar diferentes tipos de cáncer de piel desde la infancia, que si no se tratan de forma temprana pueden comprometer la vida del paciente.

Los controles dermatológicos tienen como objetivo realizar revisiones completas de la piel para detectar estos cánceres en sus etapas iniciales y poder brindarle al paciente un tratamiento oportuno.

Síndrome de Gorlin

¿Qué es el Síndrome de Gorlin?

El síndrome de Gorlin es una enfermedad hereditaria poco frecuente que se caracteriza por la predisposición a desarrollar múltiples carcinomas basocelulares, así como por la aparición de anomalías durante la etapa embrionaria.

Esta enfermedad tiene un patrón de herencia autosómico dominante y se asocia a mutaciones en el gen PTCH1, el cual es un gen supresor de tumor y cuya función principal es evitar que las células se dividan y proliferen de forma rápida e incontrolada. Cuando este gen se encuentra mutado, las células no tienen este freno y existe una proliferación descontrolada de las mismas, ocasionando tumores en la piel como el carcinoma basocelular.

¿Qué es una enfermedad de herencia autosómica dominante?

La herencia dominante significa que con un solo gen afectado se presenta la enfermedad, es decir, el gen afectado domina sobre el gen no afectado. En el caso del síndrome de Gorlin, quienes presenten el gen afectado tienen una alta posibilidad de desarrollar la enfermedad, pero dicho gen cuenta con una expresividad variable, lo cual significa que el grado de severidad en que se manifiesta la enfermedad puede variar de un paciente a otro.

¿Cuáles son las manifestaciones de la enfermedad?

La manifestación principal de esta enfermedad es el desarrollo de múltiples carcinomas basocelulares, aunque existen otras manifestaciones clínicas como anomalías esqueléticas, anomalías dentales, anomalías cutáneas, dismorfias faciales, tumores cerebrales y déficit intelectual.

- *En la piel:*
  - Múltiples carcinomas basocelulares localizados habitualmente en cara, espalda y pecho, que pueden ser inicialmente milimétricos.
  - Depresiones queratósicas pequeñas en palmas y plantas (pits).
  - Cejas pobladas y prominentes.

- *Anomalías esqueléticas:*
  - Polidactilia (más de cinco dedos) en manos y pies.
  - Hallux valgus ("juanete").
  - Sindactilia (unión del 2° y 3er dedo de los pies).
  - Cifoescoliosis (deformaciones de la columna vertebral).

- *Anomalías faciales y dentales:*
  - Macrocefalia (diámetro del cráneo más grande).
  - Nariz ancha.
  - Incremento en la separación ocular.
  - Mandíbula prominente.
  - Labio/paladar hendido.
  - Queratoquistes odontogénicos (quistes dentales).

- *Anomalías oculares:*
  - Ceguera congénita por opacidad corneal.
  - Cataratas.
  - Glaucoma.

Enfermedades asociadas

- *Sistema nervioso central:*
  - Meduloblastoma (tumor maligno del cerebelo).
  - Meningiomas (tumor cerebral benigno originario de las meninges).
  - Calcificación en algunas áreas del cerebro.
- *Sistema genitourinario:*
  - Fibromas ováricos calcificados.
  - Crecimiento mamario anormal en hombres.
- Sistema cardiovascular:
  - Fibromas cardíacos.

¿Cuál es la importancia de los controles dermatológicos continuos?

Como se ha mencionado previamente, los pacientes con esta enfermedad desarrollan múltiples carcinomas basocelulares desde la infancia, que si no se tratan de forma temprana pueden extenderse y destruir otros tejidos.

Los controles dermatológicos tienen como objetivo realizar revisiones completas de la piel para detectar estas lesiones en sus etapas iniciales y poder brindar al paciente un tratamiento oportuno y no desfigurante.

PUNTOS CLAVE

- El xeroderma pigmentoso y el síndrome de Gorlin son enfermedades genéticas hereditarias que presentan un gran riesgo de cáncer cutáneo.
- Ambas se asocian a otras alteraciones fuera de la piel y los pacientes requieren de una vigilancia periódica en centros con experiencia.

Enfermedades asociadas

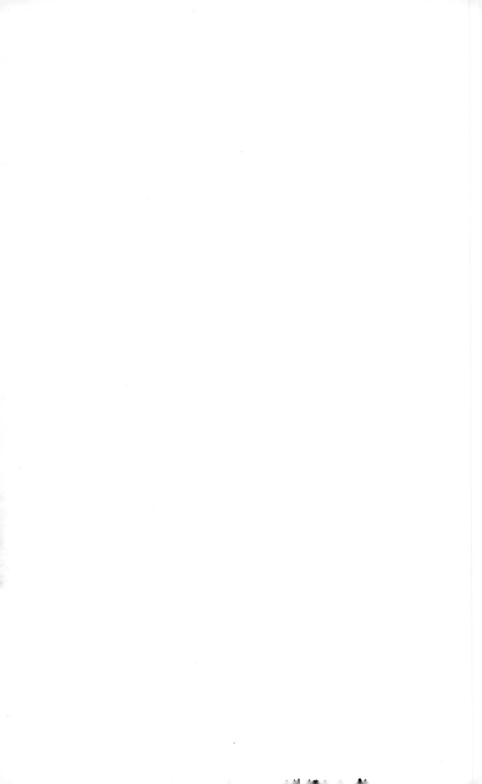

5. Carcinoma basocelular

¿Qué es el carcinoma basocelular?

El carcinoma basocelular es un tipo de cáncer de piel que se origina en las células basales, las cuales son las encargadas de generar queratinocitos, es decir, las células de la piel.

¿Cuál es la frecuencia del carcinoma basocelular?

El carcinoma basocelular es el cáncer de piel más frecuente; representa hasta el 75% de los tumores malignos cutáneos.

El carcinoma basocelular se presenta frecuentemente en personas mayores de 50 años. Sin embargo, debido a la exposición solar intensa a edades más tempranas, los casos en personas jóvenes van en aumento, especialmente en mujeres.

¿Con qué otros nombres se le conoce?

El nombre científico de este tumor es carcinoma basocelular, pero también se puede llamar epitelioma basocelular, carcinoma de células basales o, antiguamente, "ulcus rodens" por las manifestaciones clínicas que presenta en la piel.

¿Cuáles son los factores de riesgo para presentar este tipo de cáncer?

Como en la mayoría de los tipos de cáncer de piel, el sol juega un papel muy importante para su desarrollo. Este tipo de cáncer se desarrolla en la piel que regularmente se encuentra expuesta al sol o a la radiación.

Los factores de riesgo para el cáncer de piel se han comentado ampliamente en el capítulo 3 Específicamente para el carcinoma basocelular podemos considerar los siguientes:

- Piel clara o pecosa.
- Ojos azules, verdes o grises.
- Cabello rubio o rojo.
- Exposición diaria al sol por tiempo prolongado (por ejemplo, quienes trabajan al aire libre).
- Algunos trastornos genéticos que predisponen al cáncer de piel (síndrome de Gorlin o xeroderma pigmentoso).
- Pacientes en tratamiento con fármacos inmunosupresores.

¿Cuándo debo sospechar que una lesión puede ser un carcinoma basocelular?

El carcinoma basocelular se puede manifestar de diferentes formas. Es recomendable consultar a su médico cuando presente alguna de las siguientes lesiones:

- Una herida abierta que sangra y tarda tiempo en curarse.
- Placas rojizas y costrosas que persistan durante un cierto tiempo en cara, pecho o alguna otra zona expuesta de forma crónica al sol.
- Nódulos brillantes, rosados, con bordes perlados (elevados), con o sin costra en el centro, de apariencia reciente y crecimiento lento con algunos vasos en la superficie.

¿Existe más de un tipo de carcinoma basocelular?

Cada tipo de carcinoma basocelular presenta características diferenciales en su forma y agresividad. Dependiendo de la forma de presentación se pueden distinguir varios tipos, principalmente:

- *Carcinoma basocelular nodular*: es un nódulo rosado o perlado, con vasos sanguíneos visibles, los cuales pueden sangrar y formar costras en la superficie. También pueden tener pigmento (color) y confundirse fácilmente con un nevus o lunar. (Figura 3. Galería de imágenes).
- *Carcinoma basocelular superficial*: es una placa rojiza o marrón que puede presentar un borde sobreelevado, con crecimiento lentamente progresivo. En ocasiones, puede sangrar y tener costras en la superficie. (Figuras 4 y 5. Galería de imágenes).

Carcinoma basocelular

- *Carcinoma basocelular esclerodermiforme*: es una cicatriz blanquecina, con bordes mal delimitados y vasos sanguíneos en la superficie.

¿Cómo se realiza el diagnóstico de este tipo de cáncer?

El dermatólogo es el médico indicado para identificar y diagnosticar este tipo de tumores. Cuando se sospecha clínicamente de este cáncer, el diagnóstico se puede confirmar con un examen de dermatoscopia o una biopsia de piel, aunque no siempre es indispensable realizarlas antes del tratamiento.

Una biopsia consiste en obtener una muestra del tejido y examinarla posteriormente al microscopio para identificar la posible presencia de células malignas. La biopsia se puede realizar en el consultorio, con anestesia local. No tiene grandes complicaciones y es indispensable para realizar el diagnóstico histológico.

¿Por qué es importante tratar este tipo de cáncer?

El carcinoma basocelular es un tumor que casi nunca se disemina (metástasis) más allá del sitio inicial. Sólo en casos excepcionales se puede extender a sitios lejanos y convertirse en un riesgo para la vida. Sin embargo, no debe tomarse a la ligera, ya que si no se trata adecuadamente puede desfigurar la zona en la que se encuentra.

El carcinoma basocelular se trata con facilidad en sus estadios iniciales; cuando las lesiones son pequeñas, las cicatrices son menores y los resultados son cosméticamente más aceptables. Si el tumor crece, se necesitará una cirugía más amplia para tratarlo en su totalidad y se precisarán injertos o colgajos de piel para dar un cierre a la herida.

¿Cuál es el tratamiento del carcinoma basocelular?

Existen diferentes tipos de tratamiento dependiendo del subtipo del tumor, su localización, tamaño y profundidad. También se debe considerar el estado general del paciente, por lo que cada tratamiento debe ser individualizado.

El dermatólogo es la persona indicada para elegir el mejor tratamiento. Las diferentes opciones son:

- *Escisión:* consiste en retirar con un bisturí la piel afectada, dejando un margen de piel sana y utilizar puntos de sutura para unir la piel y cerrar la herida. Es una de las técnicas que más se emplea.
- *Raspado y electrodesecación*: consiste en raspar las células cancerosas y utilizar electricidad para destruir las que queden. Esta técnica se utiliza para tratar cánceres que no son grandes ni profundos en sitios como las piernas.
- *Criocirugía*: consiste en congelar y destruir las células cancerosas. No está indicada en lesiones grandes ni profundas.
- *Cirugía de Mohs*: consiste en extraer una capa de piel e inmediatamente examinarla bajo el microscopio; luego, retirar capas de piel hasta que no haya evidencia de cáncer en el microscopio. Este tipo de cirugía se utiliza en lesiones de mayor riesgo o localizaciones especia-

Carcinoma basocelular

les, como la cara, con el fin de minimizar el tejido que se ha de extirpar, asegurando márgenes libres de enfermedad.

- *Tratamientos tópicos*: son útiles en casos superficiales y sin extensión a estructuras vecinas. Consiste en aplicar medicamentos como el imiquimod o 5 fluoracilo en forma de crema o gel sobre la lesión durante varias semanas.
- *Terapia fotodinámica*: es el tratamiento que utiliza la luz y las sustancias que reaccionan con ella. Se usa en lesiones que no son grandes ni profundas.
- *Radioterapia*: se reserva para el cáncer que no es posible tratar con cirugía a causa de complicaciones propias del paciente (edad, otras enfermedades, uso de medicamentos que favorecen el sangrado) o del tumor.
- *Quimioterapia*: no es un tratamiento utilizado con frecuencia ya que sirve para tratar un cáncer que se ha propagado a otras partes del cuerpo.
- *Inhibidores específicos de las células con tratamientos diana:* son tratamientos que se administran por vía oral y bloquean una vía genética clave para el desarrollo del 90% de los carcinomas basocelulares.

Es importante advertir que, tanto el raspado, la electrodesecación, la criocirugía como los tratamientos tópicos no cuentan con un control patológico, es decir, no hay tejido examinado con el microscopio, por lo que no hay forma de determinar con certeza si el tumor ha sido eliminado en su totalidad. En el caso de la escisión y la cirugía de Mohs, al contar con histopatología, se puede tener la seguridad de la extirpación de la totalidad de la lesión.

¿Cuál es el pronóstico del carcinoma basocelular?

Cuando es tratado a tiempo, el pronóstico es excelente. En cambio los tumores persistentes son más difíciles de tratar y presentan mayores tasas de recurrencia. El riesgo de presentar metástasis es bajo, pero, si no se trata, puede invadir y destruir los tejidos vecinos.

¿Cuáles son las complicaciones del carcinoma basocelular?

Existen tres complicaciones principales:

- *Riesgo de recurrencia:* los carcinomas basocelulares pueden recurrir con frecuencia, aun con tratamientos exitosos, ocasionalmente en el mismo sitio.
- *Riesgo incrementado de otros tipos de cáncer de piel*: una persona que ha padecido algún tipo de cáncer de piel se encuentra en riesgo de presentar otro, sobre todo porque ha tenido una exposición intensa al sol con poca protección y ha sufrido quemaduras con frecuencia.
- *Extensión a otros sitios*: no suele ocurrir con frecuencia. La extensión puede ser local (piel) o, en algunos casos desafortunados, puede llegar a invadir los músculos y nervios cercanos a la lesión.

¿Qué es el carcinoma basocelular avanzado?

El carcinoma basocelular avanzado es una forma particular poco frecuente con afectación local extensa (capas profun-

Carcinoma basocelular

das de la piel), en ocasiones ganglionar y a distancia. En estos casos, la cirugía puede no ser adecuada porque el tratamiento sería demasiado desfigurante o porque el tumor no es extirpable si afecta a diferentes áreas anatómicas o a zonas demasiado extensas.

¿Cuál es el tratamiento del carcinoma basocelular avanzado?

El tratamiento de este tipo de cáncer es limitado debido a que la radioterapia, la terapia fotodinámica y las terapias tópicas no son adecuadas. En el carcinoma basocelular se ha identificado la activación anormal de la vía genética esencial del tumor (vía de señalización Hedgehog alterada con una mutación en el gen PTCH1 o SMO). Estas mutaciones causan una proliferación incontrolada de las células basales de la piel. Recientemente se ha identificado que la inhibición de la señalización de esta vía puede ayudar en el tratamiento de este tumor e incluso conseguir la desaparición del tumor.

Vismodegib es el primer inhibidor selectivo de la vía de señalización Hedgehog, al unirse e inactivar específicamente a los receptores que promueven la proliferación y el crecimiento tumoral. Este fármaco es actualmente la mejor opción para el tratamiento del carcinoma basocelular avanzado y metastásico.

PUNTOS CLAVE

- El carcinoma basocelular es un tipo de cáncer que se origina en las células basales de la piel.
- El carcinoma basocelular es el cáncer de piel más frecuente.
- Este tipo de cáncer se desarrolla en la piel que regularmente se encuentra expuesta al sol o a la radiación.
- Existen tres tipos clínicos principales: el nodular, el superficial y el esclerodermiforme.
- El diagnóstico se realiza con sospecha clínica y con biopsia de piel, aunque en ocasiones esta última puede no ser necesaria.
- El carcinoma basocelular es fácilmente tratado en estadios iniciales; cuando las lesiones son pequeñas, las cicatrices son menores y los resultados son cosméticamente más aceptables.
- Existen diferentes tipos de tratamientos dependiendo del subtipo del tumor, su localización, tamaño y profundidad.
- Cuando es tratado a tiempo, el pronóstico del carcinoma basocelular es excelente.
- El carcinoma basocelular avanzado es una forma particular poco frecuente con afectación local extensa.

Carcinoma basocelular

- Los tratamientos con inhibidores de las vías genéticas son la mejor opción para el tratamiento del carcinoma basocelular avanzado y metastásico.

6. Queratosis actínica

¿Qué es la queratosis actínica?

Es una lesión precancerosa que con el paso del tiempo pueden transformase en un carcinoma escamoso. La palabra actínica significa que está originada por la exposición a luz del sol, por lo que las lesiones se localizan principalmente en la cara, las orejas, el cuello, áreas calvas del cuero cabelludo, el dorso de las manos, los antebrazos y los brazos.

Cuando las queratosis actínicas se localizan en los labios se les llama queilitis actínicas, las cuales también se ocasionan por la exposición al sol.

¿Cómo se sospecha de la aparición de queratosis actínicas?

Las queratosis actínicas aparecen en áreas del cuerpo que se exponen frecuentemente a la luz del sol, por lo que ante la aparición de lesiones elevadas que al tacto se sienten rugosas, que son del mismo color de la piel, o un poco más rojas o marrones y que no mejoran con el paso del tiempo, se puede sospechar que se trata de una queratosis actínica. (Figura 6. Galería de imágenes).

¿Qué personas tienen mayor riesgo de desarrollar una queratosis actínica?

Como ya se ha mencionado, el principal factor de riesgo es la exposición crónica a la radiación ultravioleta, aunque también se han identificado otros factores de riesgo:

- Sexo masculino.
- Edad avanzada.
- Ocupaciones al aire libre (agricultores, navegantes etcétera.)
- Actividades recreacionales al aire libre (golf, tenis, etcétera.)
- Uso de fuentes artificiales de luz, como cámara de bronceado.
- Padecer de xeroderma pigmentoso.

¿Cómo se realiza el diagnóstico de la queratosis actínica?

En general, las lesiones pueden ser diagnosticadas por un dermatólogo u otro médico entrenado sólo con el examen físico. Sin embargo, existen lesiones difíciles que se pueden confundir con otras enfermedades de la piel o incluso con otro tipo de cáncer de piel como el carcinoma escamoso, por lo que el uso de la dermatoscopia y otras técnicas de imagen no invasiva pueden ayudar a diferenciarlas. Si la duda persiste, es posible que se indique la realización de una biopsia de la lesión.

¿Cómo se trata la queratosis actínica?

El tratamiento empleado depende del número y la extensión de las lesiones. Cuando son pocas lesiones, normalmente se eligen tratamientos como la crioterapia, la electrodesecación y el curetaje, o la aplicación de medicamentos puntuales sobre cada una de las lesiones. Estos últimos, se usan más frecuentemente cuando el paciente presenta un elevado número de lesiones, ya que es difícil tratar más de una lesión a la vez y las cremas medicadas ofrecen una buena alternativa porque se aplican en una amplia área de piel afectada.

Es importante, como parte del tratamiento y como prevención de la aparición de nuevas lesiones, evitar la exposición al sol y, en caso de hacerlo, se debe usar un protector solar indicado por el médico (véase tabla 6.1 en página siguiente).

¿Es necesario realizar controles médicos después del tratamiento?

Debe controlarse a los pacientes con este diagnóstico, ya que estas lesiones pueden reaparecer después del tratamiento o pueden aparecer nuevas lesiones que antes no eran evidentes. Por ello, se deben realizar controles regulares con el dermatólogo.

Queratosis actínica

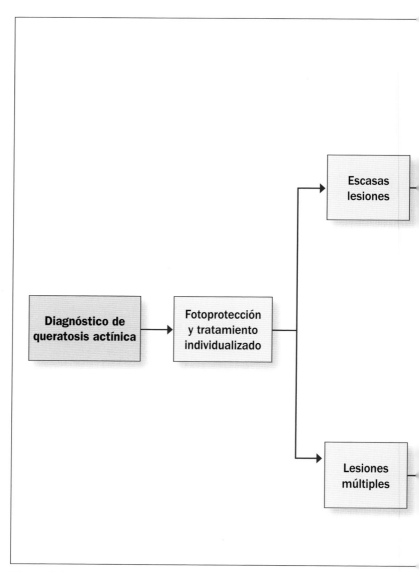

Figura 6.1. *Esquema de tratamiento de las queratosis actínicas.*

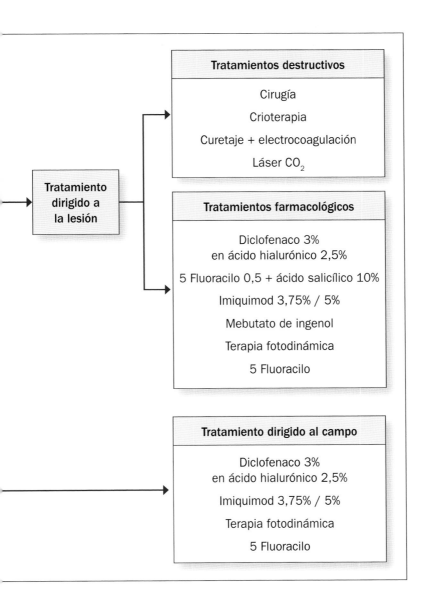

Tratamiento dirigido a la lesión

Tratamientos destructivos

Cirugía
Crioterapia
Curetaje + electrocoagulación
Láser CO_2

Tratamientos farmacológicos

Diclofenaco 3%
en ácido hialurónico 2,5%
5 Fluoracilo 0,5 + ácido salicílico 10%
Imiquimod 3,75% / 5%
Mebutato de ingenol
Terapia fotodinámica
5 Fluoracilo

Tratamiento dirigido al campo

Diclofenaco 3%
en ácido hialurónico 2,5%
Imiquimod 3,75% / 5%
Terapia fotodinámica
5 Fluoracilo

Queratosis actínica

PUNTOS CLAVE

- Las queratosis actínicas y las queilitis actínicas son lesiones premalignas ocasionadas por la exposición solar crónica.
- Deben ser tratadas, porque de lo contrario pueden avanzar hacia un carcinoma escamoso.
- A pesar del tratamiento, estas lesiones pueden volver a aparecer.

7. Carcinoma escamoso

¿Qué es el carcinoma escamoso?

Los queratinocitos son las células que forman la capa más superficial de la piel. Cuando estas células comienzan a crecer de forma descontrolada pueden volverse cancerosas y generar un carcinoma escamoso. Este tipo de cáncer de piel es más agresivo que el carcinoma basocelular, ya que en algunas ocasiones si no es tratado de forma oportuna puede llegar a producir metástasis. Estas metástasis afectan principalmente los ganglios linfáticos, el pulmón y el hígado.

Los carcinomas escamosos pueden desarrollarse tanto en la piel como en las mucosas (la boca, los genitales y el ano). En la mayoría de los casos se desarrollan a partir de una queratosis actínica, por lo que se localizan principalmente en áreas del cuerpo que normalmente están expuestas a la luz del sol, como la cabeza, el cuello, los brazos, los antebrazos y las manos. Aunque en menor proporción, también pueden originarse a partir de cicatrices antiguas de quemaduras o sobre heridas crónicas de muchos años.

¿Cuáles son los factores de riesgo para desarrollar un carcinoma escamoso?

Es una enfermedad que se presenta principalmente en personas de sexo masculino hacia los 60 años de edad, aunque también puede presentarse en personas más jóvenes. Se han identificado algunos factores de riesgo que pueden predisponer al desarrollo de este tipo de tumores:

1. Exposición excesiva a radiación ultravioleta que provenga del sol o de fuentes de luz artificial, como las cámaras de bronceado.

2. Personas de raza blanca.

3. Estar inmunodeprimido (véase capítulo 3).

4. Padecer enfermedades como el xeroderma pigmentoso (véase capítulo 4).

5. Infección por virus del papiloma humano: las infecciones por este virus pueden ocasionar la aparición de un carcinoma escamoso en las mucosas.

¿Cómo sospechar de la aparición de un carcinoma escamoso?

Son tumores que se caracterizan por la aparición de lesiones elevadas, que en la superficie son rugosas al tacto, con una escama superficial y que van creciendo poco a poco. Pueden tener apariencia similar a una verruga. Con el paso del tiempo pueden sangrar con facilidad hasta formarse heridas en la superficie que no se curan. (Figura 7. Galería de imágenes).

¿Cuáles son los tipos de carcinoma escamoso?

- *Enfermedad de Bowen*: es una forma de carcinoma escamoso in situ, lo que quiere decir que se encuentra localizado en la epidermis de la piel, y no está invadiendo la dermis. Son lesiones elevadas de color rosa o del color de la piel que descaman un poco. En algunos casos son discretamente pigmentadas. Normalmente no producen síntomas, excepto en algunos casos en los que las personas pueden referir un poco de picazón. Al tratarse de lesiones en etapas iniciales, se considera que su capacidad de producir metástasis es muy baja. (Figura 8. Galería de imágenes).

- *Quetaoacantoma:* son lesiones de aspecto verrugoso que crecen muy rápido y que tienen un área deprimida en el centro, asemejándose al "cráter de un volcán". A pesar de su tamaño y rápido crecimiento, estas lesiones no se consideran una forma agresiva de carcinoma escamoso.

- *Carcinomas escamosos invasores*: son tumores que se encuentran en capas profundas de la piel, por lo que tienen mayor riesgo de producir metástasis en comparación con los dos anteriores subtipos. Son lesiones muy rugosas al tacto y descamativas. Presentan heridas en la superficie que no mejoran con los tratamientos médicos y que sangran con facilidad. Además, pueden producir picazón y dolor. (Figura 9. Galería de imágenes).

¿Cómo se diagnostica el carcinoma escamoso?

El médico realiza un examen a simple vista y una exploración de dermatoscopia. El diagnóstico final se realiza con una biopsia de piel, con la cual se podrá observar al microscopio varias características del tumor que van a permitir determinar su grado de agresividad. Además, sirve para diferenciarlo de otras enfermedades que pueden ser parecidas a un carcinoma escamoso, como las queratosis seborreicas, los carcinomas basocelulares superficiales, las verrugas planas y las queratosis actínicas gruesas (véase capítulo 2).

En el caso de sospecharse la presencia de una metástasis, se deben realizar estudios de radiología (tomografía y ecografía, entre otros) con el fin de confirmar o descartar la afectación de otros órganos. Dependiendo del órgano afectado puede precisarse una biopsia que confirme las metástasis.

¿Cómo se trata el carcinoma escamoso?

- *Cirugía convencional*: es el tratamiento de elección para este tipo de tumores. Tiene como objetivo intentar la curación del paciente y para esto es necesario que al extirpar el tumor se retire piel sana que hay a su alrededor para evitar la reaparición del mismo con el paso del tiempo.
- *Cirugía micrográfica de Mohs*: es una técnica quirúrgica mediante la cual se puede realizar la extirpación del tumor quitando menos cantidad de piel sana alrededor

del tumor con una buena probabilidad de curación a largo plazo. No está indicada en todos los casos y se reserva para casos especiales donde el tumor está localizado en el cuero cabelludo, la nariz, las orejas, los parpados y los labios, donde la cirugía convencional puede dejar heridas quirúrgicas grandes que resulten difíciles de cerrar.

- *Electrodesecación y curetaje*: consiste en electrocauterización del tumor y posterior remoción del mismo con una cureta. Está indicado en tumores que no son agresivos (determinado el grado de agresividad por el estudio de patología) y de pequeño tamaño.
- *Criocirugía*: consiste en la congelación y destrucción del tumor con nitrógeno líquido. Al igual que el procedimiento anterior no se puede usar en tumores agresivos, porque puede reaparecer el tumor con el paso del tiempo.
- *Radioterapia*: consiste en la aplicación de rayos X sobre el tumor. En general, se usa para tratar lesiones que vuelven a aparecer después de una cirugía o en pacientes de edad avanzada en los que no se puede realizar una cirugía convencional.
- *Terapia fotodinámica*: consiste en la aplicación de un medicamento que sensibiliza las células del tumor a un tipo de luz especial, con lo cual se logra su destrucción. Puede ser una alternativa en algunos tumores poco agresivos, aunque las recomendaciones actuales sugieren el uso de alguna de las otras opciones de tratamiento explicadas previamente.
- *Quimioterapia*: solamente se usa en casos en que la enfermedad se ha extendido de forma importante a nivel local en la piel y tejidos subyacentes o cuando ha causado metástasis.

¿Cómo se realiza el seguimiento de las personas tratadas de carcinoma escamoso?

Todos los pacientes que han tenido un carcinoma escamoso deben realizar un seguimiento médico por dos motivos:

1. Vigilar el carcinoma escamoso tratado para que no vuelva aparecer.

2. Vigilar que no aparezca un nuevo carcinoma escamoso ni otro tipo de cáncer de piel, ya que las personas que han tenido algún cáncer de piel tienen un mayor riesgo de sufrir un segundo cáncer de piel.

El seguimiento consiste principalmente en una visita de control al dermatólogo, durante la cual se realiza un examen físico completo de la piel. Dependiendo de lo avanzado que esté el carcinoma escamoso se puede necesitar la realización de algunos exámenes adicionales.

PUNTOS CLAVE

- El carcinoma escamoso es un tumor que se origina a partir de queratinocitos que se malignizan.
- El carcinoma escamoso también puede comprometer las mucosas de la boca, los genitales y el ano.
- Si no se detecta y se trata de forma oportuna, puede producir metástasis.
- Existen tratamientos médicos efectivos para el tratamiento de la enfermedad de Bowen.
- En el caso de un carcinoma escamoso el tratamiento quirúrgico es el más apropiado.

Carcinoma escamoso

8. Melanoma cutáneo

¿Qué es el melanoma?

Es un tumor de la piel que se origina a partir de melanocitos mutados que son malignos. Es el tipo de cáncer de piel más agresivo, ya que si no se detecta a tiempo tiene la capacidad de recidivar (volver a aparecer después de haber sido tratado) y de ocasionar metástasis. Estás metástasis pueden ser detectadas desde el diagnóstico inicial del melanoma y también pueden aparecer con el paso del tiempo, inclusive después de haber transcurrido muchos años en los que el paciente ha estado libre de enfermedad.

Aunque es menos frecuente que el carcinoma basocelular y que el carcinoma escamoso, el melanoma es el responsable de causar la mayoría de muertes por cáncer de piel por su capacidad de reaparecer a lo largo de la vida. En España su incidencia es de 7 a 10 casos por 100.000 habitantes y año.

Es importante aclarar que el melanoma, aunque se presenta más frecuentemente en la piel, también puede aparecer en otras partes del cuerpo como las mucosas y en los ojos.

¿Qué son los melanocitos y cuál es su función?

Los melanocitos son células que se encuentran localizadas en la porción más profunda de la epidermis y su función principal es producir una sustancia química que se llama melanina. Esta sustancia tiene dos funciones principales:

1. Dar el color a nuestra piel.

2. Ayudar a protegernos de los rayos del sol, porque tiene la capacidad de absorber la radiación ultravioleta.

¿Quiénes tienen mayor riesgo de desarrollar el melanoma?

En general, se ha observado que el melanoma no es igual de frecuente en todo el mundo. Es por ello que se han identificado algunos factores de riesgo que indican cuáles son los tipos de personas que tienen una mayor posibilidad de desarrollar un melanoma. Estos factores de riesgo los podemos dividir en dos grandes grupos: los factores propios del individuo que vienen determinados genéticamente y que no se pueden modificar; y los factores ambientales que son todos aquellos a los que una persona se expone y, por lo tanto, son modificables (véase la tabla 8.1).

FACTORES DE RIESGO	DESCRIPCIÓN
Propios de la persona	
Número total de lunares (nevus)	Tener un alto número de lunares, así como tener lunares clínicamente atípicos, son un factor de riesgo para desarrollar un melanoma.
Historia familiar de melanoma	Las personas que han tenido familiares con melanoma tienen mayor riesgo de desarrollar un melanoma.
Raza y características físicas de las personas	Ser de raza blanca, tener un color de ojos claro (azul, verde), color de pelo claro (rubio, rojo) y tener poca capacidad de broncearse son factores de riesgo que aumentan la probabilidad de desarrollar un melanoma.
Enfermedades	El xeroderma pigmentoso se asocia con mayor riesgo de desarrollar melanoma.
Alteraciones genéticas	Se ha identificado que en algunas personas que tienen mutaciones, es decir, alteraciones en los genes, aumenta el riesgo de desarrollar melanoma.
Ambientales	
Exposición a la luz del sol	La exposición a la luz del sol de una forma excesiva es el factor ambiental más importante relacionado con el desarrollo de melanoma. Es por esto que haber tenido quemaduras con o sin ampollas, y haberse expuesto de forma excesiva al sol por motivos recreativos o laborales, se relaciona con la aparición de este tumor.
Uso de fuentes artificiales de radiación ultravioleta	El uso de cámaras de bronceado o de cualquier otro tipo de fuente luz artificial que emita rayos ultravioleta, está directamente relacionado con la aparición de melanoma.

Tabla 8.1. Factores de riesgo de desarrollo de melanoma.

¿Por qué aparece el melanoma?

En la actualidad, no entendemos por completo cómo se origina el melanoma. Sin embargo, los estudios realizados en los últimos años han permitido identificar diferentes alteraciones genéticas que están directamente relacionadas con la aparición del melanoma. Sabemos con certeza que esta enfermedad no ocurre por un solo factor sino que es el resultado de la interacción de diversos factores.

Hoy en día se sabe que existen mutaciones en algunos genes que se relacionan con la aparición de melanoma de forma espontánea y genes mutados que explican por qué algunas familias desarrollan melanoma con mayor frecuencia que la población normal. El mayor riesgo de desarrollar un melanoma por tener el pelo de color rojo tiene hoy en día una explicación genética. También se conocen algunos de los genes mutados relacionados con el melanoma familiar.

¿Qué es el melanoma familiar? Si se ha tenido un melanoma, ¿van a sufrirlo también los familiares?

Tener un melanoma aumenta el riesgo de que la misma persona vuelva tener un segundo melanoma y de que sus familiares tengan un melanoma. Pero tener un riesgo aumentado no significa que con certeza un individuo y sus familiares vayan a desarrollar el melanoma. Es mucho más frecuente que el melanoma se desarrolle de forma espontánea y que no se relacione con mutaciones que pueden ser heredadas.

En algunas familias, pero en menor cantidad que los casos de melanoma espontáneo, se han identificado genes alterados relacionados con el desarrollo de melanoma que pueden ser heredados de una generación a otra. El diagnóstico de melanoma familiar requiere de la evaluación de expertos, quienes definen si los casos de melanoma familiar realmente cumplen con las condiciones necesarias para poderlo clasificar como tal.

Tener muchos lunares (nevus) ¿significa que se va a tener melanoma en algún momento?

Lo primero que hay que entender es que los lunares son benignos y que la gran mayoría nunca se convertirá en un melanoma. Los melanomas comienzan en general de forma espontánea; sólo una pequeña cantidad se originan a partir de lunares que se vuelven malignos.

En general, las personas que tienen muchos lunares tienen mayor riesgo de tener melanoma, no porque sus lunares se vuelvan malignos, sino porque presentan alteraciones en ciertos genes que los predisponen a tener más lunares y a su vez a tener un mayor riesgo, pero no la seguridad, de sufrir un melanoma espontáneo.

Si se tienen muchos factores de riesgo para desarrollar un melanoma, ¿qué se debe hacer?

Se debe consultar con el médico de cabecera quien evaluará el riesgo real y decidirá si el paciente debe ser remitido a un dermatólogo quien, a su vez, determinará si es necesario que se haga un seguimiento especial.

¿Cómo sospecho si tengo un melanoma?

Los melanomas son lesiones de diferentes formas y tamaños, normalmente de color marrón a negro, aunque en algunas ocasiones pueden ser de color rosado o tener varios colores al mismo tiempo. Crecen de forma rápida y pueden producir síntomas como dolor, picazón o sangrado. Sin embargo, hay melanomas que, independientemente de su tamaño, no presentan síntomas.

Todos los lunares y lesiones nuevas que crezcan de forma rápida, cambien de color o pasen de ser una mancha a una lesión más elevada, pueden ser sospechosas de un melanoma por lo que se debe consultar a un médico de forma inmediata.

¿Cuáles son los tipos de melanoma?

Melanoma de extensión superficial: es la forma más frecuente de melanoma a nivel mundial en personas de raza blanca. Son lesiones que van creciendo poco a poco y que, en general, se localizan en la piel de la espalda y piernas, aunque pueden aparecer en cualquier localización de la piel. En general, aparecen en áreas de la piel que no están expuestas de forma constante a la luz del sol. (Figuras 10, 11 y 12. Galería de imágenes).

Melanoma nodular: son lesiones de crecimiento rápido, normalmente elevadas y redondeadas, que se pueden localizar en cualquier parte del cuerpo, siendo más frecuentes en el tronco y las extremidades. Desde el inicio, se consideran lesiones de alto riesgo por tener un crecimiento muy rápido. (Figuras 13, 14 y 15. Galería de imágenes).

Lentigo maligno melanoma: aparece en áreas del cuerpo que normalmente están expuestas a la luz del sol, especialmente en la cara. Son lesiones de muy lento crecimiento, que se inician como manchas marrón oscuro o negras, que van creciendo con el paso de los años. (Figuras 16 y 17. Galería de imágenes).

Melanoma lentiginoso acral: es la forma de melanoma más frecuente en personas de raza negra, japoneses y latinos, pero se puede presentar en personas de cualquier raza. Son lesiones que se localizan en la piel de las palmas de la mano, plantas de los pies y uñas de pies y manos. (Figuras 18 y 19. Galería de imágenes). Cuando aparecen en las uñas, son confundidas con otros tipos de enfermedades, lo que puede retrasar su diagnóstico. (Figura 20. Galería de imágenes).

Melanoma de mucosas: se localiza en las mucosas del tubo digestivo (boca, recto y ano), en el área genitourinaria y en las mucosas de la nasofaringe. En general, se diagnostican tardiamente porque el paciente no suele percatarse del problema hasta fases más avanzadas. (Figura 21. Galería de imágenes).

¿Cómo se diagnostica el melanoma?

El melanoma se diagnostica con una biopsia de piel, la cual en la medida de lo posible debe ser excisional (véase capítulo 2). El estudio de patología de las muestras de piel es el examen diagnóstico por excelencia del melanoma, con el cual se pueden observar varias características del tumor, pero principalmente permite medir el nivel de profundidad al que llega el tumor dentro de la piel. Esta medición es fundamental para establecer la posibilidad de que el tumor se haya extendido hacia otros órganos del cuerpo.

Cuanto más profundo se encuentre un tumor en el momento del diagnóstico, mayor es la posibilidad de que éste haya producido metástasis.

El estudio de patología de las muestras de piel va acompañado generalmente de estudios de laboratorio con tinciones de las muestras especiales (inmunohistoquímica), los cuales aportan datos que pueden ayudar al patólogo a realizar el diagnóstico de melanoma, que, por otra parte, puede ser difícil de determinar en muchas ocasiones.

¿Existen otras técnicas para el diagnóstico del melanoma? ¿Cuál es su utilidad?

En la actualidad existen técnicas diagnósticas de imagen no invasivas como la dermatoscopia, la microscopia confocal y la tomografía de coherencia óptica (véase el capítulo 2) que ayudan a realizar un diagnóstico temprano del melanoma.

Hoy en día la detección y tratamiento temprano continúan siendo las medidas que más impacto positivo tienen para mejorar la supervivencia de los pacientes afectados por este cáncer. En este sentido, estas nuevas técnicas de imagen son importantes porque ayudan a los médicos a detectar melanomas muy pequeños que a simple vista podrían parecer lesiones benignas. Las pruebas anteriormente descritas no reemplazan en ningún caso a la biopsia; su función es servir de complemento al examen físico y al estudio de patología.

¿Se deben realizar más pruebas después del diagnóstico de un melanoma?

Siempre que se realiza el diagnóstico de melanoma, el médico tratante determina cuál es el riesgo de que el tumor se haya extendido a otros órganos en función de los resultados del estudio patológico. Según esta valoración se pueden precisar diferentes pruebas complementarias, como tomografías, resonancias o ecografía de los ganglios. En algunos casos, se indica la realización de una biopsia del ganglio centinela y pruebas de estudios genéticos.

¿Qué es la biopsia del ganglio centinela y cuándo se debe realizar esta prueba?

En la piel no sólo existen vasos sanguíneos, también están los vasos linfáticos que son los encargados de transportar la linfa (líquido parecido a la sangre, que transporta las células encargadas de la defensa y otras sustancias) hacia los ganglios linfáticos.

Cada zona del cuerpo tiene unos ganglios linfáticos determinados que reciben la linfa en primer lugar antes de que ésta llegue al resto de ganglios del cuerpo. Por ejemplo, la piel del brazo derecho tiene vasos linfáticos que drenan primero en los ganglios linfáticos de la axila derecha antes de llegar a otros ganglios. Un ganglio centinela es el primer ganglio donde drena la linfa de una determinada área de piel.

En la mayoría de los casos, el sitio donde un melanoma hace su primera metástasis es en los ganglios centinelas del área de piel afectada. En muchas ocasiones, en el momento que se diagnostica un melanoma pueden haber metástasis microscópicas en los ganglios centinelas, sin que éstas sean evidentes para el paciente ni para el médico, y tampoco se puedan ver en los exámenes radiológicos.

Por ello, después de analizar los resultados de patología en los que se confirmó el melanoma, el médico, puede indicar la realización de una pequeña cirugía en la cual se toma una biopsia de los ganglios centinelas relacionados con el tumor inicial, los cuales luego son analizados por un patólogo, quien determina si en ellos existen o no metástasis microscópicas. La única función de la biopsia es ayudar a establecer el grado de diseminación en que se encuentra el tumor y a partir de esta conclusión, poder diseñar el mejor tratamiento para cada paciente.

¿Para qué se realizan pruebas genéticas y moleculares en los pacientes con melanoma? ¿En qué casos está indicado realizarlas?

Las pruebas moleculares tienen como función detectar alteraciones en los genes de los pacientes con melanoma y se realizan por tres motivos principales:

• Cada día disponemos de nuevos medicamentos para el tratamiento del melanoma. Muchos de estos medicamentos tienen como objetivo ayudar a regular el crecimiento desequilibrado de las células por medio del control de ciertas moléculas que están alteradas en el cáncer. Para que cada uno de estos medicamentos pueda ser usado, es necesario primero establecer qué tipo de alteraciones genéticas presenta cada tumor y a partir de esto determinar cuál es el medicamento más adecuado para cada paciente.

• Como se ha mencionado previamente en este mismo capítulo, se han identificado mutaciones involucradas en el desarrollo de melanoma, las cuales aumentan el riesgo de que un paciente diagnosticado con melanoma presente un segundo melanoma o que algunos de sus familiares tengan mayor riesgo de desarrollarlo. Por esta razón, es útil identificar estas mutaciones por medio de diferentes pruebas de laboratorio para establecer dicho riesgo.

• Gran parte de los avances que se están realizando en el conocimiento y comprensión del melanoma y que han permitido el desarrollo de nuevos y mejores medicamentos se deben a que los pacientes con melanoma permiten que los médicos e investigadores puedan estudiar sus genes. Hoy en día, ésta es otra de las razones por las cuales se realizan este tipo de pruebas.

¿Cuál es el tratamiento inicial del melanoma?

La extirpación por medio de la cirugía es el principal tratamiento del tumor. Puede ser un tratamiento muy efectivo a largo plazo si el tumor se detecta en sus etapas iniciales, cuando todavía no se ha extendido a otros órganos fuera de la piel (véase el capítulo 2).

¿Cómo se trata el melanoma cuando se extiende a otras partes de la piel?

El melanoma es un tumor que tiene la capacidad de provocar metástasis en la misma piel, la cual se puede localizar cerca del sitio del tumor inicial o en áreas de la piel más lejanas.

Cuando las lesiones metastásicas localizadas en la piel son pocas en número y tienen un tamaño relativamente pequeño, se tratan con cirugía si se puede garantizar la extirpación total. En los casos en los que la cirugía no es una opción, bien sea porque el tamaño de la lesión es muy grande o porque son muchas las lesiones, existen algunos tratamientos que se pueden ofrecer al paciente:

• *Ablación*: consiste en la destrucción de la metástasis cutánea por medio de la crioterapia, la cual congela el tumor hasta destruirlo, o por medio de un láser el cual también destruye las células pero con calor.

• *Electroquimioterapia:* a través de un estímulo con corriente eléctrica sobre las lesiones de melanoma, se logra la entrada de un medicamento en la célula tumoral a concentraciones muy elevadas.

• *Perfusión aislada*: se usa para metástasis de la piel localizadas exclusivamente en las piernas y los pies. A través de una cirugía se conecta una máquina con los principales vasos sanguíneos de piernas y pies. La máquina se encarga de administrar un medicamento que destruye las células tumorales. El procedimiento se realiza de esta manera porque el medicamento inyectado es tóxico si se extiende más allá de la circulación sanguínea de las piernas.

- *Inmunoterapia local*: consiste en la inyección de medicamentos dentro de las lesiones metastásicas que estimulan a las células de defensa del cuerpo para que destruyan las células tumorales. Los medicamentos más usados son la interleucina II, el interferón y el imiquimod. Existen otros tratamientos en forma de vacunas en fase avanzada de desarrollo como las vacunas de virus oncolíticos que a su vez pueden asociarse a otros medicamentos para estimular la respuesta inmunitaria contra el tumor.

- *Radioterapia:* se puede usar para tratar lesiones de metástasis de melanoma en piel. Consiste en la irradiación de las lesiones con rayos X, los cuales inducen la destrucción de las células afectadas.

- *Otros*: sustancias como la rosa de bengala y la difenciprona se han usado con éxito en algunos casos.

¿Cómo se tratan las metástasis de melanoma en otros órganos?

Como se ha indicado previamente, el melanoma tiene una alta capacidad de extenderse a otros órganos internos por medio de la diseminación de células cancerosas a través de los vasos sanguíneos o linfáticos, situación que puede comprometer la vida del paciente. En este caso, se requiere el uso de medicamentos que tengan una acción en todo el cuerpo. En la actualidad, existen tres grandes grupos de medicamentos para tratar las metástasis del melanoma:

- *Terapias moleculares diana*: son medicamentos que se administran a través de las venas o por vía oral. Tienen como función controlar las alteraciones moleculares ocasionadas por mutaciones genéticas en las células cancerosas. A continuación se mencionan algunos de los grupos de medicamentos de este tipo que se utilizan en el tratamiento del melanoma.

Grupos de medicamentos	Principios activos de los medicamentos
Inhibidores BRAF	Vemurafenib, dabrafenib
Inhibidores MEK	Trametinib, selumetinib, cobimetinib
Inhibidores de la tirosina quinasa	Imatinib, nilotinib, dasatinib

Tabla 8.2. *Terapias moleculares diana.*

• *Inmunoterapia con anticuerpos monoclonales:* son medicamentos que se administran a través de las venas y tienen como función estimular a los linfocitos. Estas células forman parte de las defensas del cuerpo y una de sus funciones es destruir las células cancerosas evitando que se formen tumores. Sin embargo, los melanomas tienen la capacidad de disminuir la función protectora de los linfocitos y de esta manera pueden crecer dentro del cuerpo.

La inmunoterapia con inmunomoduladores tiene como función estimular nuevamente a los linfocitos para que ataquen al melanoma, evitando que éste siga creciendo. A continuación se mencionan algunos de los medicamentos de este grupo usados en la actualidad para el tratamiento del melanoma.

Grupos de medicamentos	Principios activos de los medicamentos
Inhibidores de linfocitos CTLA4	Ipilimunab
Inhibidores anti PD-1	Pembrolizumab, nivolumab

Tabla 8.3. *Inmunoterapia con anticuerpos monoclonales*

- *Quimioterapia*: durante muchas décadas era la única opción para tratar las metástasis de melanoma. Lo resultados obtenidos no son muy buenos, en general, aunque en algunos pacientes se observan respuestas clínicas y en la actualidad continúa siendo una opción de tratamiento cuando el tumor es resistente a otras opciones. Los medicamentos más usados en el melanoma son dacarbazina, fotemustina, temozolamida, cisplatino y taxanos.

- *Radioterapia:* sirve de ayuda para evitar que el tumor vuelva a aparecer en las zonas donde se realizó una extirpación previa de los ganglios linfáticos afectados por las metástasis. También se usa como parte del tratamiento de las metástasis de melanoma en el cerebro. En este caso se administra de distintas formas como radiocirugía o radioterapia holocraneal. Finalmente, también puede usarse la radioterapia en el tratamiento del melanoma cuando el tumor es superficial, pero extenso, en zonas complejas como la cara en pacientes de edad avanzada o cuando éstos sufren enfermedades que contraindican la cirugía.

¿Cuáles son las reacciones que ocasionan en la piel las terapias diana y la inmunoterapia?

Estos dos grupos de medicamentos actúan regulando funciones muy específicas de las células de la piel. También se ha observado que pueden tener efecto en las células sanas del mismo modo que lo tienen en las cancerosas. Esto ocasiona ciertas reacciones en la piel que no se presentan en todos los casos y que tampoco se presentan siempre de igual forma o intensidad. A continuación se describen las reacciones que pueden producir en la piel cada uno de los dos grupos.

Tipos de reacciones adversas	Descripción
Vemurafenib, dabrafenib (inhibidores BRAF)	
Rash	Enrojecimiento de la piel que se inicia de un momento a otro.
Queratosis benignas	Pueden aparecer lesiones parecidas a las verrugas, pero no son cancerosas.
Queratosis pilaris	Estas lesiones son las que se conocen con el nombre de "piel de gallina" y no representan ningún riesgo.
Queratosis palmo plantar	Aparición de lesiones parecidas a los callos en las palmas y las plantas.
Alopecia	Aumento de la caída del pelo.
Carcinoma escamoso y queratoacantomas	En algunos pocos casos estos medicamentos pueden hacer que aparezca este tipo de cáncer de piel.
Cambios en los lunares	Estos medicamentos pueden inducir cambios en el color, forma y tamaño de los lunares e incluso pueden hacerlos desaparecer.

Tipos de reacciones adversas	Descripción
Sensibilidad a la luz del sol	Con una exposición solar muy leve las personas se ponen rojas con facilidad.
Aparición de melanoma	De forma paradójica, existen algunos casos en los que se ha visto la aparición de un nuevo melanoma. Sin embargo, con un control adecuado puede ser detectado a tiempo.
Trametinib, selumetinib, cobimetinib (inhibidores MEK)	
Erupciones morbiliformes	Lesiones rojas en la piel que se inician de un momento a otro. Pueden parecerse a las lesiones de una roséola o a las que aparecen después de una intoxicación por alimentos.
Erupciones pápulo-pustulosas	Aparición de un brote en todo el cuerpo, en el que algunas de las lesiones tienen pus. Esto no significa que la persona tenga una infección, sino que se considera una reacción al uso del medicamento.
Piel seca	La piel se siente menos humectada en comparación a como estaba antes de iniciar la toma del medicamento.
Imatinib, nilotinib, dasatinib (inhibidores de la tirosina quinasa)	
Edema	Hinchazón de las piernas y los brazos.
Erupciones morbiliformes	Lesiones rojas en la piel que se inician de un momento a otro. Pueden parecerse a las lesiones de una roséola o a las que aparecen después de una intoxicación por alimentos.
Cambios en la coloración de la piel	Oscurecimiento de algunas áreas de la piel que normalmente mejora al ajustar la dosis.

Tipos de reacciones adversas	Descripción
Ipilimumab, pembrolizumab, nivolumab (inmunoterapia)	
Vitíligo	Estos medicamentos pueden desencadenar la aparición de manchas blancas en la piel, lo que se conoce con el nombre de vitíligo.
Rash	Enrojecimiento de la piel que se inicia de un momento a otro.
Prurito	Aparición de picor más o menos intenso en la piel.

Tabla 8.4 *Reacciones en la piel de las terapias diana y la inmunoterapia.*

¿Cómo se deben realizar los controles cuando se ha sufrido un melanoma?

La frecuencia de los controles varía de acuerdo con el tipo de melanoma que haya tenido una persona, y puede durar hasta 10 años. Existen melanomas que son más agresivos que otros donde los controles deben ser más seguidos.

En cada control se realiza el examen de toda la piel con el fin de verificar que el melanoma no haya reaparecido en el sitio donde se extirpó y que tampoco existan nuevas lesiones sospechosas de ser malignas. Aparte de la revisión de toda la piel, en algunos casos pueden ser necesarios otros exámenes radiológicos (tomografías, resonancias magnéticas, y ecografías entre otros) y exámenes de sangre.

PUNTOS CLAVE

- El melanoma se origina a partir de melanocitos mutados que se vuelven malignos.
- La detección temprana es la medida con mayor impacto positivo a largo plazo.
- El melanoma es la forma de cáncer de piel más agresiva.
- Las técnicas de imagen, aunque no reemplazan a la biopsia de piel, ayudan a la detección temprana del melanoma.
- El melanoma tiene una alta capacidad de producir metástasis.
- La cirugía continúa siendo el tratamiento de elección en la mayoría de los casos.
- Las terapias diana y la inmunoterapia son tratamientos médicos que ofrecen nuevas opciones para el manejo de las metástasis.

9. Linfoma cutáneo

¿Qué es un linfoma?

Las células blancas o leucocitos son las células encargadas de defender nuestro cuerpo cuando un germen nos ataca y genera una infección que requiere ser controlada. Los leucocitos son un grupo de diferentes células que en conjunto forman el sistema inmune (sistema de defensa). Unas de estas células son los linfocitos, las cuales son las responsables del reconocimiento de gérmenes específicos y de brindarnos una inmunidad a largo plazo, evitando de esta forma que aparezcan nuevas infecciones.

Los linfocitos, a pesar de ser células esenciales dentro del sistema de defensa del cuerpo, requieren de un control ya que un exceso de ellas puede resultar en la aparición de enfermedades. La proliferación de los linfocitos de forma descontrolada, cuando se pierden los controles de regulación celular, desencadena un linfoma. Los linfomas forman parte del grupo de cánceres originados en las células blancas del cuerpo, específicamente a partir de los linfocitos.

¿Qué es un linfoma cutáneo?

A diferencia de la mayoría de otros tipos de linfomas originados en los ganglios linfáticos, las personas con linfomas cutáneos tienen un cáncer de linfocitos que se desarrollan de forma inicial en la piel. Millones de linfocitos viajan normalmente a través de la sangre, algunos de los cuales pueden llegar hasta la piel y quedarse en ella durante largos periodos de tiempo. Cuando algunos de estos linfocitos que están en la piel crecen de forma descontrolada, pueden generar un linfoma cutáneo.

Hoy en día se sabe que los linfomas cutáneos son diferentes de las otras formas sistémicas de linfomas, por esto son, en general, menos agresivos a largo plazo y en muchos casos, son controlables. Es importante resaltar que existen algunas formas de linfomas sistémicos que también pueden comprometer de forma secundaria la piel, pero no se originan en ella.

¿Cuáles son los tipos de linfomas cutáneos?

Existen dos tipos de linfocitos: los linfocitos B y los linfocitos T. Ambos tienen funciones similares que consisten en identificar y ayudar a eliminar infecciones y células anormales del cuerpo. Los linfocitos B son los encargados de producir anticuerpos, proteínas que se unen a células anormales y a los agentes infecciosos para ayudar a que el sistema inmune los identifique y destruya. Los linfocitos T se encargan de encontrar los gérmenes y las células anormales para destruirlos de forma directa o bien ayudando a los linfocitos B para que produzcan más anticuerpos.

En la piel existen linfomas originados a partir de linfocitos T y B mutados. Los linfomas de células T de la piel son más frecuentes que los linfomas de células B de la piel.

Linfoma cutáneo de células T

El linfoma cutáneo de células T es una enfermedad muy rara, más común en los hombres que en las mujeres y normalmente se presenta en mayores de 50 años. No es una enfermedad contagiosa, por lo que no se trasmite de una persona a otra. En general, son enfermedades de larga evolución y un paciente afectado puede pasar muchos años sin manifestaciones de la enfermedad. Los pacientes que son diagnosticados a tiempo suelen tener una calidad de vida prácticamente normal durante muchos años. Los tipos de linfomas de células T son:

MICOSIS FUNGOIDE

Es la forma más frecuente de linfoma cutáneo. No se sabe con exactitud la causa de esta enfermedad, y hasta el momento no se ha logrado demostrar que se deba a alteraciones genéticas ni que pueda ser heredada.

Las lesiones se presentan como parches o lesiones sobreelevadas, a las que se les da el nombre de placa, de color rojo o un poco más violáceo, que afectan cualquier parte de la piel, pero que tienden a afectar con mayor frecuencia las áreas de piel que normalmente están cubiertas por la ropa. Estas lesiones pueden producir mucho picor pero en algunos casos son asintomáticas.

Con el paso de los años, algunos pacientes presentan engrosamiento de las lesiones que forman tumoraciones en la piel o presentan un enrojecimiento de toda la piel (se conoce con el nombre de eritrodermia). Además de los síntomas que producen las lesiones en la piel, también pueden aparecer episodios de fiebre, malestar general, pérdida de peso, insomnio por la picazón y sudoración excesiva por las noches.

El diagnóstico puede tardar varios años en llevarse a cabo por ser una enfermedad que avanza lentamente y que en muchos casos se confunde con la dermatitis atópica, la dermatitis de contacto o la psoriasis. Por esta razón, puede ser necesaria la realización de varias biopsias de piel para establecer el diagnóstico definitivo de micosis fungoide.

En la mayoría de los casos, la enfermedad es crónica, controlable con los tratamientos, y en general no se extiende hacia otros órganos internos. Sin embargo, hay que tener en cuenta que hasta un 10% de los casos de micosis fungoide puede afectar los ganglios linfáticos y otros órganos internos.

SÍNDROME DE SÉZARY

Este síndrome es mucho menos frecuente que la micosis fungoide, pero es una enfermedad mucho más agresiva que puede afectar el sistema de defensas del cuerpo, haciendo que las personas afectadas tengan mayor riesgo de desarrollar infecciones. Se inicia como una eritrodermia (enrojecimiento de todo el cuerpo), picor intenso, sensación de tener la piel caliente y descamación de la piel. Además, se acompaña de agrandamiento de los ganglios linfáticos y de la presencia de células T grandes que circulan por la sangre. Este tipo de linfoma cutáneo es el único que afecta la piel y la sangre al mismo tiempo.

Otros tipos de linfoma de células T

La *papulosis linfomatoide* es una enfermedad en la que se presentan lesiones redondas y elevadas, de color rojo y marrón y de un tamaño pequeño, que aparecen súbitamente pero que se curan de forma espontánea. Es frecuente que aparezcan brotes recurrentes que alternan con periodos de tiempo sin lesiones. Las lesiones se inician a cualquier edad y comprometen tanto a los hombres como a las mujeres por igual. Se considera una enfermedad que en la mayoría de los casos nunca progresa a una forma sistémica y, aunque no es curable, los tratamientos disponibles sirven para controlarla.

El linfoma anaplásico de células grandes CD30+ afecta principalmente a los adultos y, en muy pocas ocasiones, a los niños, es más frecuente en hombres que en mujeres. Las lesiones son elevadas como pequeñas masas rojas y violáceas que crecen lentamente y que con el paso del tiempo se pueden ulcerar, dejando heridas en la superficie. Las lesiones pueden estar localizadas en cualquier parte de la piel.

Linfoma cutáneo de células B

Ocasionan sólo el 20% de los linfomas cutáneos, ya que la mayoría de linfocitos que residen en la piel son linfocitos T. Es importante tener en cuenta que algunas veces los linfomas de células B sistémicos pueden comprometer la piel de forma secundaria a medida que van evolucionando, por lo que es importante diferenciarlos muy bien de los verdaderos linfomas cutáneos de células B, los cuales sólo comprometen la piel y no afectan a otros órganos ni ganglios linfáticos al inicio de la enfermedad. Los principales tipos son:

LINFOMA CUTÁNEO CENTROFOLICULAR

Esta enfermedad afecta más a los hombres que a las mujeres y aparece normalmente después de los 50 años de edad. Las partes del cuerpo más afectadas son la cabeza y el cuello, y, en muy pocos casos, las piernas. Puede aparecer como una sola lesión o como varias lesiones agrupadas, elevadas, de color rojo o violáceo. Se considera como una forma poco agresiva de linfoma, ya que en general no afecta a la vida de las personas que reciben un tratamiento adecuado.

LINFOMA CUTÁNEO DE CÉLULAS B DE LA ZONA MARGINAL

Al igual que el anterior, es una forma muy poco agresiva de linfoma que afecta con mayor frecuencia los brazos, los antebrazos y el tronco. Aparece en promedio a los 55 años de edad y afecta principalmente a las mujeres. También son lesiones elevadas de diferentes tamaños y de color violáceo que pueden afectar varias partes del cuerpo al mismo tiempo. Es frecuente que las lesiones reaparezcan en la piel después del tratamiento pero en la mayoría de los casos la enfermedad nunca se extiende a otros órganos internos.

LINFOMA B DE CÉLULAS GRANDES DE LAS PIERNAS

A diferencia de los otros dos subtipos mencionados previamente, este tipo de linfoma es muy agresivo y puede comprometer la vida de los pacientes. Se localiza principalmente en las piernas, aunque puede aparecer en otras partes del cuerpo. En general, afecta más a mujeres ancianas. Son lesiones que crecen rápidamente y que se ulceran, dejando heridas en la piel difíciles de curar.

¿Cómo se diagnostican los linfomas cutáneos?

El diagnóstico de los linfomas cutáneos puede ser difícil ya que las lesiones se pueden confundir en muchos casos con otras enfermedades de la piel más comunes como eczemas, alergias o reacciones a medicamentos. Además, dado que estas enfermedades casi siempre avanzan de una manera lenta, requieren de mucho tiempo para que puedan ser confirmadas. Para su diagnóstico se requiere:

1. Una historia clínica y un examen físico completo.

2. Exámenes de sangre en los cuales se pueden identificar células anormales que permiten hacer el diagnóstico, como en el caso del síndrome de Sézary. Además, estos exámenes también sirven para descartar otras enfermedades que se puedan confundir con un linfoma cutáneo.

3. Una biopsia cutánea, consistente en la toma de una pequeña muestra de la piel que luego será analizada en el microscopio por los patólogos. Es el examen más importante para el diagnóstico de un linfoma cutáneo. Es importante resaltar que un resultado negativo para el linfoma de piel no es suficiente para descartar la enfermedad, ya que inicialmente puede haber cambios muy sutiles en la piel que impiden que un patólogo pueda diagnosticarlo. Por esta razón, en algunos casos es necesario repetirla. Incluso pueden pasar varios años antes de que la enfermedad sea evidente para los patólogos.

4. Descartar en el momento del diagnóstico la presencia de una enfermedad sistémica. Como se ha mencionado previamente existen linfomas sistémicos que se inician

en órganos internos pero a medida que la enfermedad avanza, pueden afectar la piel. Por ello, el médico puede solicitar exámenes de imagen, como tomografías y ecografías, entre otros, para descartar la afectación de órganos internos y, de esta forma, constatar que se trata de un linfoma cutáneo.

¿Cómo se tratan los linfomas cutáneos?

Existen varas opciones de tratamiento disponibles y cada una de ellas está indicada dependiendo del tipo de linfoma y del grado de afectación del paciente. El médico decide junto al paciente el tratamiento más adecuado.

- *Medicamentos aplicados en la piel*: los corticoesteroides y los retinoides (derivados de la vitamina A) son los más usados.
- *Fototerapia:* es una terapia que consiste en someter a la piel a rayos ultravioleta, los cuales están presentes normalmente en la luz emitida por el sol.

- *Radioterapia*: consiste en la aplicación de rayos X focalmente sobre lesiones puntuales y en todo el cuerpo si la enfermedad se encuentra muy diseminada por la piel. Este tipo de terapia puede usarse como complemento de otros medicamentos.

- *Terapia biológica*: medicamentos de uso sistémico cuyos principios activos proceden de organismos vivos o producidos en un laboratorio, que tienen como objetivo unirse a las células malignas, en este caso, los linfocitos que ocasionan el linfoma, para que el resto del sistema inmune pueda atacarlos y destruirlos.

- *Retinoides sistémicos*: derivados de la vitamina A cuya función es regular el crecimiento de los linfocitos alterados.

- *Fotoféresis extracorpórea*: consiste en tomar sangre de la vena de un paciente, pasarla por una máquina donde se añade un medicamento que hace más sensibles a la luz las células de la sangre, que luego son irradiadas con luz ultravioleta. Una vez finalizado el proceso, se retorna la sangre a la circulación sanguínea del paciente.

- *Quimioterapia:* consiste en la aplicación de uno o más medicamentos que tienen como fin frenar el crecimiento anormal de los linfocitos.

- *Trasplante de médula ósea o células madre:* consiste en el trasplante de células madre sanas de un donante que sean compatibles con las células del paciente a fin de que crezcan nuevas células sanas de la sangre, incluyendo linfocitos normales.

¿Qué se debe esperar del tratamiento?

El objetivo principal del tratamiento consiste en controlar las lesiones de la piel, intentar que desaparezcan y evitar en lo posible la progresión de la enfermedad con el tratamiento adecuado. Que desaparezcan las lesiones no quiere decir que no puedan regresar. Tal como se ha comentado previamente, los linfomas cutáneos no son siempre curables y con el tratamiento se persigue mantener al paciente el mayor tiempo posible sin lesiones en la piel.

PUNTOS CLAVE

• Los linfocitos forman parte del sistema de defensas del cuerpo.

• Cuando los linfocitos crecen de forma descontrolada pueden ocasionar un linfoma.

• Los linfomas cutáneos son formas de linfomas que en su inicio sólo afectan a la piel.

• En general, los linfomas cutáneos son menos agresivos que los linfomas que comprometen órganos internos.

• Los linfomas cutáneos no son curables, aunque el tratamiento permite controlar las lesiones en la mayoría de pacientes.

10. Otros tipos de cáncer de piel

En este apartado se revisan algunos de los tumores malignos de la piel que son menos frecuentes que los descritos anteriormente.

Carcinoma de células de Merkel

¿Qué es el carcinoma de células de Merkel?

El carcinoma de células de Merkel es un tumor que se origina en las células de Merkel, las cuales se encuentran en las terminaciones nerviosas de la piel. También se conoce como carcinoma neuroendocrino o cáncer trabecular y es un tipo de cáncer muy raro.

¿Cómo se manifiesta clínicamente el carcinoma de células de Merkel?

El carcinoma de células de Merkel se presenta en pacientes mayores, en piel que ha estado expuesta crónicamente al sol como cara, cabeza o cuello. Se caracteriza por ser un tumor no doloroso, por el color de la piel o rojo-violáceo y por crecer rápidamente en cuestión de semanas o meses.

¿Cuál es la causa del carcinoma de células de Merkel?

Las causas exactas del carcinoma de células de Merkel se desconocen, aunque se presenta más en pacientes con piel clara, con exposición solar crónica e inmunosupresión crónica y edad avanzada.

¿Cómo se realiza el diagnóstico del carcinoma de células de Merkel?

Una vez que el dermatólogo sospecha durante la revisión clínica que el paciente puede tener esta lesión se tiene que confirmar histológicamente dicha sospecha con una biopsia de piel.

Una biopsia consiste en obtener una muestra del tejido para examinarla posteriormente al microscopio e identificar la presencia de células malignas. La biopsia se puede realizar en el consultorio con anestesia local. No tiene grandes complicaciones y es indispensable para realizar el diagnóstico histológico.

Una vez diagnosticado un carcinoma de células de Merkel, ¿cuál es el paso siguiente?

Una vez que se establece el diagnóstico del carcinoma de células de Merkel, es importante estadificar al paciente, que será atendido por un equipo multidisciplinario compuesto por cirujanos oncólogos, radiooncólogos, oncólogos médicos y dermatólogos.

¿En qué consiste estadificar al paciente?

Estadificar al paciente consiste en detectar si el cáncer se ha extendido a otras partes del cuerpo. La información obtenida de este proceso determina el estadio de la enfermedad, cuyo conocimiento es importante para poder planificar el tratamiento.

Otros tipos de cáncer de piel

¿Qué estudios complementarios se pueden realizar para estadificar al paciente?

Existen varios estudios que deben realizarse para estadificar al paciente como son la tomografía computarizada (TAC), la resonancia magnética nuclear (RMN), la tomografía por emisión de positrones (PET), la biopsia de nódulos linfáticos, la biopsia de ganglio centinela y la inmunohistoquímica.

¿Qué opciones de tratamiento existen para el carcinoma de células de Merkel?

El tratamiento del carcinoma de células de Merkel incluye las siguientes opciones:

- Escisión local amplia para remover la totalidad del tumor, junto a la disección de ganglios linfáticos.
- Radioterapia posterior a la cirugía.
- Quimioterapia.

¿Cuál es el pronóstico del carcinoma de células de Merkel?

El pronóstico de este carcinoma depende de lo avanzada que se encuentre la enfermedad en el momento del diagnóstico, incluyendo el tamaño del tumor, si se ha extendido a otras partes u órganos, si es recurrencia de un tumor previo, así como de la edad del paciente y de sus condiciones generales.

Dermatofibrosarcoma

¿Qué es el dermatofibrosarcoma?

Es un tipo raro de cáncer de piel, un sarcoma de tejidos blandos que se desarrolla en las capas profundas de la piel. Se desarrolla frecuentemente en el tronco, pero también se puede presentar en brazos, piernas y cuello. Tiene tendencia a recurrir en el mismo sitio pero sólo se extiende a otros sitios en un 5% de los pacientes.

¿Cómo se manifiesta clínicamente un dermatofibrosarcoma?

El primer síntoma es una placa deprimida o ligeramente elevada que puede palparse firme y parecer una cicatriz violácea o rojiza en brazos, piernas y cuello. La lesión crece muy lentamente (de meses a años) hasta convertirse en un nódulo elevado que puede sangrar.

¿En qué grupo de edad se presenta un dermatofibrosarcoma?

Este tipo de cáncer afecta a pacientes de entre 20 y 50 años, aunque puede presentarse en cualquier época de la vida.

¿Cuáles son los factores de riesgo o causas del dermatofibrosarcoma?

No está claro qué causa este tipo de cáncer, aunque se asocia a un reordenamiento de material genético entre los cromosomas 17 y 22 en las células tumorales.

¿Cómo se diagnostica un dermatofibrosarcoma?

Debido a que es un tumor con un crecimiento muy lento y asintomático, es posible que se diagnostique de forma tardía cuando haya nuevas lesiones de mayores tamaños.

Una vez que el dermatólogo sospecha, durante la revisión clínica, que puede tener esta lesión, se tiene que realizar una confirmación histológica con una biopsia de piel.

¿Cómo se trata un dermatofibrosarcoma?

La mayoría de los tumores pueden tratarse adecuadamente por un dermatólogo. Sin embargo, en casos avanzados o que requieren cirugía reconstructiva mayor puede ser necesario un equipo multidisciplinario que incluya a dermatólogos, patólogos, radiólogos, oncólogos, cirujanos oncólogos y cirujanos plásticos.

Para poder determinar cuál es el tratamiento adecuado, el médico deberá considerar el grado de profundidad del tumor, su localización y el estado de salud general del paciente.

¿Qué opciones de tratamiento existen?

Existen diferentes opciones de tratamiento para este tipo de tumores:

Otros tipos
de cáncer de piel

- *Escisión (cirugía):* este procedimiento incluye retirar la totalidad del tumor y parte del tejido de la periferia en lo que se conoce como margen de seguridad.
- *Cirugía micrográfica de Mohs:* consiste en extraer una capa de piel e inmediatamente examinarla bajo el microscopio; luego, ir retirando capas de piel hasta que no haya evidencia de cáncer en el microscopio. Este tipo de cirugía ayuda a disminuir el riesgo de recurrencia (que el tumor vuelva a aparecer), ya que se termina en el momento en que no se identifican más células tumorales.
- *Cirugía reconstructiva:* debido a que el dermatofibrosarcoma puede extenderse hacia tejidos profundos o producir placas muy extensas, en ocasiones puede ser necesaria la cirugía reconstructiva para reparar la herida realizada durante la escisión (eliminación) del tumor.
- *Radioterapia:* en algunos casos, se puede indicar después del tratamiento con cirugía o incluso puede ser el único tratamiento si la cirugía no se considera una opción viable.
- *Imatinib:* este medicamento quimioterapéutico se utiliza sólo en pacientes que no pueden ser tratados con cirugía o tienen recidivas del tumor y una mutación específica en el tumor. Éste es un tratamiento que actúa específicamente en contra de las células cancerosas, sin dañar las no cancerosas.

¿Cuál es el pronóstico para este tipo de cáncer de piel?

Este tumor se extiende en muy raras ocasiones a otras partes del cuerpo y, por tanto, el riesgo de morir por este padecimiento es muy bajo. Sin embargo, el dermatofibrosarcoma puede regresar a pesar del tratamiento, por lo que se requiere seguimiento por el dermatólogo durante varios años.

Tumores anexiales malignos

¿Qué son los tumores anexiales malignos?

Los tumores anexiales son neoplasias malignas poco frecuentes que se originan en los anexos cutáneos como son los pelos, las glándulas sebáceas, écrinas y apocrinas.

¿Cuáles son los tumores anexiales malignos del pelo?

Los tumores anexiales malignos del pelo son el carcinoma triquilemal, el quiste triquilemal maligno proliferante y el carcinoma pilomatrical.

¿Cuáles son los tumores anexiales malignos de las glándulas sebáceas?

El principal es el carcinoma sebáceo, aunque se puede incluir también el carcinoma basocelular con diferenciación sebácea.

¿Cuáles son los tumores anexiales malignos de las glándulas ecrinas?

Los nombres de estos tumores son: porocarcinoma, hidradenocarcinoma, espiradenocarcinoma maligno, cilindroma maligno, carcinoma siringoide.

¿Cuál es el tratamiento de los tumores anexiales malignos de la piel?

Para poder tratar adecuadamente cada tipo de tumor lo más importante es realizar un diagnóstico adecuado. El especialista realizará una exploración completa de la piel y una biopsia de la lesión.

El tratamiento consiste en una exéresis amplia (ampliación de la herida) con el fin de retirar la totalidad del tumor y dejar un margen de piel sana. En ocasiones, puede requerirse tratamiento con radioterapia o quimioterapia.

Angiosarcoma

¿Qué es un angiosarcoma cutáneo?

Es un tumor de origen vascular poco frecuente y muy agresivo que se presenta en cara y cuello cabelludo, principalmente en ancianos o en personas que han presentado un linfedema crónico (síndrome de Stewart-Treves) o en zonas previamente irradiadas.

¿Cómo se manifiesta clínicamente el angiosarcoma cutáneo?

Este tumor se suele presentar en la cara o el cuero cabelludo como una placa infiltrada o un nódulo color azulado, rojo o púrpura. El tumor crece en las capas profundas de la piel, se puede ulcerar y ocasionar inflamación y dolor.

¿Con qué frecuencia se extiende a otros órganos?

La extensión a otros órganos o metástasis es frecuente en este tipo de cáncer, siendo los sitios más frecuentemente afectados los ganglios del cuello, el pulmón, el hígado, el bazo y el riñón.

¿Cuál es el tratamiento de este tumor?

No existe un tratamiento estándar para este tumor, aunque se utiliza con frecuencia la radioterapia o la resección quirúrgica acompañada de radioterapia adyuvante. La quimioterapia se puede utilizar aunque no como primera opción.

¿Cuál es el pronóstico de este tumor?

En general, el pronóstico de este tipo de cáncer es malo, ya que se considera un tumor muy agresivo y con recidivas frecuentes. Uno de los factores más importantes en el momento del diagnóstico es el tamaño, ya que los tamaños superiores a 5 centímetros se asocian a un peor pronóstico.

Sarcoma de Kaposi

¿Qué es el sarcoma de Kaposi?

El sarcoma de Kaposi es un tumor de los vasos sanguíneos del que existen diferentes variedades como son el sarcoma de Kaposi clásico, el africano, el relacionado con tratamientos inmunosupresores, el epidémico y el no epidémico.

¿Qué tipo de sarcoma de Kaposi es el más frecuente en la actualidad?

Antes de la epidemia del SIDA, el sarcoma de Kaposi era un tumor que se presentaba en la población mediterránea, principalmente en adultos mayores italianos o judíos. Actualmente es una tumoración que se asocia frecuentemente al SIDA y a la infección por el virus del herpes tipo 8.

¿Cuáles son los síntomas de este tumor?

El sarcoma de Kaposi se manifiesta en la piel como una tumoración violácea o rojiza, asintomática, que puede aparecer en piernas, muslos, brazos y tronco. En ocasiones, si no se detecta a tiempo, puede extenderse a otros órganos como son los pulmones o la vía digestiva.

¿Cómo se diagnostica el sarcoma de Kaposi?

En cualquier paciente del que se sospeche la presencia del sarcoma de Kaposi debe realizarse una exploración física completa. Posteriormente, se realizará una biopsia de la zona afectada. Una biopsia consiste en obtener una muestra del tejido para examinarla posteriormente al microscopio e identificar la presencia de células malignas. La biopsia se puede realizar en el consultorio, con anestesia local. No tiene grandes complicaciones y es indispensable para realizar el diagnóstico histológico.

En los casos en los que se sospeche la extensión del sarcoma de Kaposi a pulmones o vía digestiva, puede ser necesaria la realización de una broncoscopia o de una endoscopia.

¿Cuál es el tratamiento del sarcoma de Kaposi?

En los casos de sarcoma de Kaposi asociados a SIDA, la

mejoría del estado inmunológico y el tratamiento propio del SIDA mejora los síntomas y en ocasiones puede ser resolutivo. En la mayoría de los casos, el tratamiento es quirúrgico y consiste en extirpar la totalidad de la lesión. En casos más avanzados, puede necesitarse tratamiento con quimioterapia o radioterapia.

Otros tipos de cáncer de piel

PUNTOS CLAVE

- El carcinoma de células de Merkel es un tumor maligno de la piel, poco frecuente y agresivo. Afecta generalmente a pacientes mayores, en zonas expuestas al sol. La lesión tiende a crecer rápidamente.
- Para realizar su diagnóstico se requiere una biopsia de la piel. Una vez diagnosticado, es necesario "estadificar" la enfermedad (evaluar hasta qué punto se ha extendido al cuerpo), con TAC, RMN y biopsia del ganglio centinela. El tratamiento del carcinoma de células de Merkel dependerá de lo avanzada que esté la enfermedad.
- El dermatofibrosarcoma es un sarcoma que se presenta con poca frecuencia. Se desarrolla en el tronco y puede parecer una cicatriz. El diagnóstico se realiza mediante biopsia de piel y su tratamiento requiere cirugía de Mohs para eliminar la totalidad de las células malignas.

- El dermatofibrosarcoma tiene un excelente pronóstico y es raro que se extienda a otros órganos.
- Los tumores anexiales malignos son un grupo de tumores que se pueden originar **en el** pelo y las glándulas sebáceas y écrinas de la piel.
- Para realizar su diagnóstico se precisa una biopsia de piel. El tratamiento suele ser quirúrgico.

11. Fotoprotección

En este capítulo se revisan los conceptos principales de la protección de la piel frente al daño inducido por la radiación ultravioleta, principal causa externa del cáncer cutáneo.

¿Quiénes necesitan fotoprotección?

Todas las personas. Como se explica ampliamente en el capítulo 3, el sol es un factor de riesgo muy importante para desarrollar un cáncer de piel.

El cáncer de piel puede presentarse en todos los tipos y colores de piel. Tener un tono de piel más oscuro no significa que nuestra piel esté protegida del sol y, por tanto, también requiere fotoprotección.

¿Cuál es el objetivo de la fotoprotección?

La fotoprotección tiene como objetivo prevenir el daño que ocurre en nuestra piel como resultado de su exposición a la radiación ultravioleta (UV) del sol.

¿Cuál es la diferencia entre la radiación ultravioleta A, B y C?

La radiación electromagnética que llega a la tierra proveniente del sol es predominantemente radiación ultravioleta, luz visible y radiación infrarroja.

Los porcentajes de radiación electromagnética que llegan a la tierra son:

- 56% radiación infrarroja.
- 39% luz visible.
- 5% radiación ultravioleta.

Dentro de la radiación ultravioleta se pueden encontrar tres tipos de rayos: la luz ultravioleta A (UVA), la luz ultravioleta B (UVB) y la luz ultravioleta C (UVC).

La UVA es la responsable principal del envejecimiento prematuro de la piel, ocasionando arrugas, pecas y manchas en la piel. Este tipo de radiación puede atravesar las ventanas y cristales de los coches.

La UVB es la responsable principal de las quemaduras solares y el cáncer de piel. Se trata de una radiación muy energética cuyo efecto en la piel se nota a las 24 horas y dura de 3 a 4 días. Este tipo de radiación es bloqueada por las ventanas y los cristales de los coches.

La UVC es la más energética, pero es la que menos penetra en la piel. Esta radiación no llega directamente a la piel ya que es detenida, en su mayoría, por la capa de ozono.

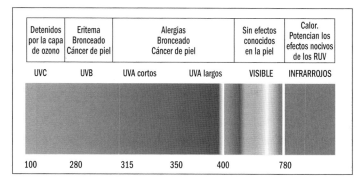

Detenidos por la capa de ozono	Eritema Bronceado Cáncer de piel	Alergias Bronceado Cáncer de piel		Sin efectos conocidos en la piel	Calor. Potencian los efectos nocivos de los RUV
UVC	UVB	UVA cortos	UVA largos	VISIBLE	INFRARROJOS
100	280	315	350	400	780

Figura 11.1. *Espectro de la radiación solar que muestra las diferentes longitudes de onda de cada tipo y los daños que pueden ocasionar en la piel. (Ver Figura 22. Galería de imágenes)*

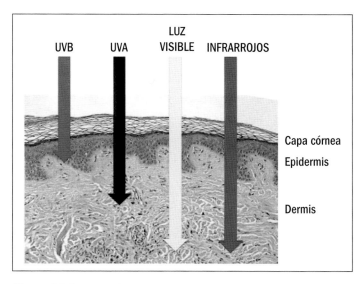

Figura 11.2. *La profundidad que alcanzan los diferentes tipos de RUV depende de la longitud de onda, siendo la luz visible y la ultravioleta las que alcanzan mayor profundidad, seguida por la UVA que penetra hasta dermis. (Ver Figura 23. Galería de imágenes)*

¿Existe el bronceado saludable?

No hay una forma segura de broncearse. Cada vez que sufrimos una quemadura solar, manifestada como bronceado en algunos tipos de piel, las células de la piel sufren daños irreversibles a nivel del núcleo. Conforme este daño aumenta, aceleramos el envejecimiento de la piel e incrementamos el riesgo de padecer algún tipo de cáncer de piel si este daño no es reparado correctamente.

¿Qué factores influyen en la exposición solar?

No es lo mismo estar expuesto al sol en la playa que en la montaña. La intensidad del sol es mayor cuanto más elevada sea la altitud (montaña). El clima también influye en la cantidad de radiación; las nubes y la humedad absorben las radiaciones. Finalmente, la superficie donde nos encontremos puede reflejar los rayos del sol, siendo la nieve el sitio donde más se reflejan (85%), seguida de la arena (17%), el agua (5%) y la hierba (3%).

¿Qué métodos físicos podemos utilizar para protegernos del sol?

Evitar el sol, permanecer en la sombra o utilizar ropas protectoras son las medidas básicas a tomar para prevenir el cáncer de la piel. No todas las telas proporcionan una adecuada fotoprotección; el algodón, la viscosa, el rayón y el lino tienen un factor de protección más bajo que el nylon, la seda y el poliéster. La fotoprotección aumenta cuanto menores son los espacios entre los hilos y cuanto mayor es el peso y grosor del tejido. Los colores oscuros otorgan mayor fotoprotección que los colores claros.

¿Qué es un fotoprotector?

Es un producto, por lo general de aplicación tópica, que está integrado por sustancias con capacidad de absorber, reflejar o dispersar fotones de luz, evitando así la penetración cutánea de estos e impidiendo el daño en la piel. Además de estas capacidades, se cuenta actualmente con algunos fotoprotectores que pueden inactivar o destruir los radicales libres producidos en la piel expuesta al sol o reparar el daño celular cutáneo.

¿Qué requisitos deben cumplir los fotoprotectores?

No inducir alergia en la piel y ser estables a luz, aire, humedad y calor. Deben ser resistentes a la arena, al sudor y al agua (factor especialmente importante en el caso de los niños). Deben ser productos que garanticen una máxima tolerancia, incluso en las pieles más sensibles, y contener filtros que cubran la mayor parte del espectro solar, fundamentalmente UVB y UVA, además de indicar los índices o la capacidad del producto para proteger la piel frente a ambas radiaciones.

Fotoprotección

¿Qué tipo de fotoprotectores tópicos existen?

En general pueden reconocerse dos tipos, los químicos y los físicos. Los fotoprotectores físicos son aquellos que básicamente reflejan o dispersan la radiación con una mínima absorción, mientras que los químicos actúan absorbiendo la radiación ultravioleta.

¿En qué consisten los fotoprotectores físicos?

Son polvos inertes constituidos por pequeñas partículas de 180 a 250 nanómetros de dióxido de titanio, óxido de cinc, óxido de hierro, óxido de magnesio, mica o talco. Sirven como barrera física que refleja y dispersa las radiaciones solares, cualquiera que sea su longitud de onda.

¿En qué consisten los fotoprotectores químicos?

Son sustancias sintéticas que absorben la energía transportada por los fotones de las radiaciones UV. Existen 3 tipos principales, dependiendo del tipo de radiación que bloquee, UVB (PABA, cinamatos y salicilatos), UVA (benzofenonas, antralinas, avobenzona y ecamsule) y UVB/UVA (drometrizol trisiloxano).

¿Qué tipo de fotoprotector se debería utilizar?

El mejor tipo de fotoprotector es aquel que ofrece una protección de amplio espectro contra la radiación UVA y UVB, con un SPF mínimo de 30 y resistente al agua.

Habitualmente, se recomiendan las cremas para las pieles secas y la cara y los geles para las zonas pilosas como la cabeza o el tronco en los hombres. Los sprays son fáciles de aplicar y son más cosméticos y cómodos especialmente para grandes superficies.

Independientemente del tipo y presentación del fotoprotector es importante aplicarlo generosamente para alcanzar la protección adecuada.

¿Qué es el FPS o SPF que aparece en el etiquetado de los protectores solares?

El factor de protección solar (FPS) o índice de protección (IP) nos indica la capacidad del producto para proteger contra la UVB, y hace referencia al múltiplo de tiempo durante el cual una persona que lo use —y en función de su fototipo— puede exponerse al sol sin riesgo de padecer un eritema.

Concretamente, es el número de veces que el fotoprotector aumenta la capacidad de defensa natural de la piel frente al eritema o enrojecimiento previo a la quemadura y, por tanto, nos está dando información sobre la protección frente al UVB.

Actualmente, los filtros solares de amplio espectro también protegen del UVA. Esto está indicado en el envase.

¿Qué significa que un fotoprotector es resistente al agua?

Actualmente, los fotoprotectores pueden tener dos leyendas: *water resistant* (resistente al agua) o *water proof*. Se considera que un fotoprotector es *water resistant* cuando el fotoprotector no ha perdido su capacidad protectora después de 40 minutos de inmersión en el agua. Será *water proof* cuando el fotoprotector no ha perdido su capacidad protectora después de 80 minutos de inmersión en el agua.

Aunque los fotoprotectores indiquen "resistencia al agua", se aconseja repetir la aplicación después de un baño prolongado (más de 20 minutos).

¿Qué cantidad de fotoprotector se debe aplicar y con qué frecuencia?

La recomendación médica es cubrir generosamente todas las zonas de la piel que no estén cubiertas por ropa. La cantidad indicada es de 2 miligramos por centímetro cuadrado para cubrir todo el cuerpo. Se utiliza la regla de las 7 cucharillas para indicar la cantidad adecuada para cada una de las 7 partes del cuerpo: piernas, brazos, torso, espalda y cara. La aplicación se debe de realizar de 15 a 30 minutos antes de salir al exterior y repetirse aproximadamente cada 2 horas o después de nadar o sudar profusamente.

PUNTOS CLAVE

Normas de fotoprotección:

- Evitar la exposición directa al sol en las horas centrales del día: entre las 11 y las 16 horas. Para evitar daños a estas horas conviene permanecer en espacios interiores y a la sombra. En la playa, sentarse bajo una sombrilla puede no ser suficiente porque la arena refleja los rayos solares.
- Utilizar ropa que proteja del sol: gorra o sombrero de ala amplia, prendas secas de algodón y gafas de sol que absorban la radiación ultravioleta.
- Utilizar pantallas solares de "amplio espectro" con un FPS 30 como mínimo, además de evitar el sol. Aplicar unos 30 minutos antes de la exposición solar y reaplicar cada hora o después del baño o si se suda de forma intensa. Aplicar la cantidad suficiente recomendada y usar el tipo de crema más adecuada para cada piel (gel, loción, crema o spray).
- Utilizar estructuras protectoras del sol (por ejemplo, sombrillas o toldos).
- Se desaconseja el uso de camas de bronceado, sustancias para potenciar el bronceado inducido por RUV y lámparas bronceadoras.

Fotoprotección

- Beber líquidos en abundancia para compensar la pérdida de agua por el sudor e hidratar la piel convenientemente: ducha y crema hidratante. Debemos recordar que la piel bronceada es piel dañada.

- Algunas personas no deben exponerse directamente al sol en ningún caso: bebés, pieles muy claras, antecedentes de cáncer de piel, ciertas enfermedades y durante algunos tratamientos fotosensibilizantes.

12. Claves de autoexploración para la detección de un lesión sospechosa de la piel

El diagnóstico y tratamiento del tumor en etapas iniciales es la clave para la curación del cáncer cutáneo. Si bien este axioma es cierto para todos los tumores malignos, esto es especialmente importante en el melanoma, en el que la detección precoz asegurará la curación con una simple extirpación de la lesión con anestesia local. Por el contrario, un diagnóstico más tardío obligará a un tratamiento más complejo con una mayor morbilidad y se incrementará el riesgo de que el tumor causar metástasis.

Por este motivo, se recomienda encarecidamente no demorar la consulta al médico cuando existe una lesión cutánea sospechosa. En la mayoría de casos, los tumores malignos de la piel crecen en volumen en varios meses a una velocidad variable. Sin embargo, en algunos tumores más agresivos el crecimiento se observa en cuestión de semanas.

En este sentido, resulta muy eficaz la aplicación de técnicas de telemedicina para la valoración rápida del tumor por parte del especialista desde el ambulatorio o la clínica, evitando listas de espera y demoras inadecuadas.

En este capítulo se explican las claves de la lesión sospechosa tumoral de la piel que el paciente debería conocer.

Estrategias para la detección de un cáncer cutáneo:

1. Regla del ABCDE

Este acrónimo fue introducido por la escuela de dermatología de Nueva York en los años ochenta del siglo veinte y se refiere a un tumor cutáneo que es Asimétrico, de Bordes irregulares, múltiples Colores, Diámetro superior a 5 milímetros y que evoluciona o crece (del inglés *Enlargement*). Otro acrónimo usado para el melanoma de tipo nodular es el de la regla del EFG (Elevado, Firme a la palpación y Crecimiento (del inglés *Growth*).

2. Lesiones pigmentadas que crecen en zonas cutáneas especiales

Lesiones pigmentadas de las uñas, planta del pie, zona facial o de las uñas.

3. Reconocimiento visual: análisis de patrones

Algunos autores han demostrado que el entrenamiento en el reconocimiento de patrones de tumores malignos es muy eficaz para la detección del cáncer cutáneo, tanto en el caso de profesionales de la salud como en el caso de los pacientes.

Para ello, se propone mostrar imágenes de tumores cutáneos malignos para que el paciente pueda reconocer una lesión sospechosa. En este libro se incluyen imágenes características de tumores cutáneos que el lector puede consultar.

4. Herramientas informáticas: aplicaciones para teléfono móvil para detección de melanoma

En la era de la información de fácil acceso se han desarrollado aplicaciones de ayuda para la detección de lesiones sospechosas. Algunas de estas apps están diseñadas para profesionales y usan fotografía dermatoscópica. Otras apps son para pacientes y permiten la fotografía de la lesión cutánea con un teléfono móvil y el seguimiento correspondiente para detectar cambios en el tiempo. En otros casos, es posible realizar una consulta de telemedicina con un profesional con el envío de una imagen.

Finalmente un tercer grupo de aplicaciones para teléfono móvil se basan en el análisis automatizado con visión computarizada de la fotografía del tumor. En este caso, estas aplicaciones no han demostrado su fiabilidad y, por tanto, no son recomendables. Algunas de las compañías de este sector han sido condenadas por las autoridades en Estados Unidos por publicidad engañosa debido a su falta de rigurosidad científica.

Claves de
autoexploración

Sin embargo, es muy posible que la tecnología permita en el futuro mejorar su calidad y confirmar su utilidad para la detección de lesiones sospechosas. En cualquier caso, el diagnóstico final siempre deberá ser realizado por un profesional especializado.

13. Sitios web de interés

A continuación, se listan diferentes sitios web donde se puede obtener mayor información sobre los diferentes tipos de cáncer de piel, así como páginas de apoyo para el paciente.

Academia Española de Dermatología y Venereología
http://aedv.es/

American Cancer Society
http://www.cancer.org/espanol/cancer/
cancerdepieltipomelanoma/guiadetallada/
span-mela-dg-page-df

Asociación de afectados de melanoma y cáncer de piel (AAME)
http://www.aamelanoma.com

Asociación Española Contra el Cáncer
www.aecc.es

Instituto Nacional del Cáncer
http://www.cancer.gov/espanol/tipos/piel

Medline Plus
http://www.nlm.nih.gov/medlineplus/spanish/
skincancer.html

Skin Cancer Foundation
http://www.cancerdepiel.org/

Galería
de imágenes

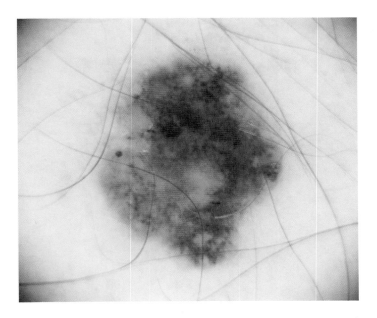

Figura 1. *Dematoscopia. Lesión melanocítica que muestra un retículo atípico, con presencia de glóbulos atípicos y áreas con regresión de pigmento. La lesión es asimétrica y muestra múltiples colores.*

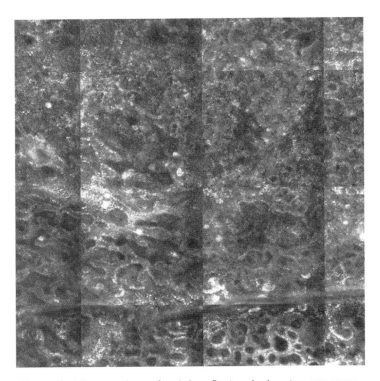

Figura 2. *Microscopio confocal de reflectancia. Imagen que muestra la presencia de células grandes y brillantes, con núcleo visible; así como marcada atipia arquitectural.*

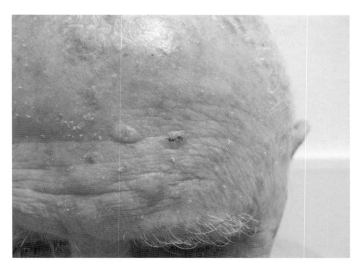

Figura 3. *Carcinoma basocelular nodular y queratosis actínica. Dos lesiones elevadas del color de la piel, una de ellas ulcerada. Se observan vasos sobre la superficie de ambas lesiones. En otra zona se observan placas rojizas con presencia de escama de color amarillo en la superficie.*

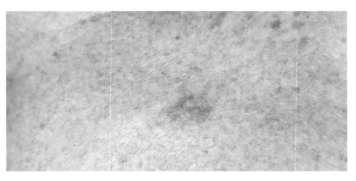

Figura 4. *Carcinoma basocelular superficial. Lesión plana, rojiza y brillante que se observa más deprimida en el centro.*

Galería de imágenes

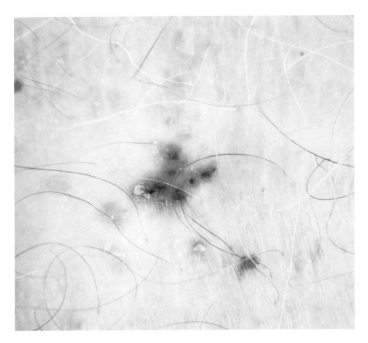

Figura 5. *Carcinoma basocelular superficial. Lesión ligeramente elevada que presenta algunos glóbulos azules, con una tonalidad rojiza en la periferia. Hay marcada asimetría y presencia de escama en la superficie.*

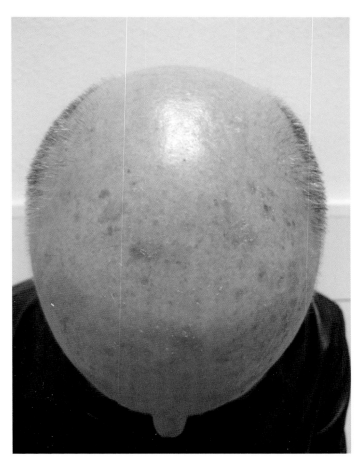

Figura 6. *Queratosis actínica. Múltiples placas mal delimitadas de color rojizo con escamas finas en la superficie.*

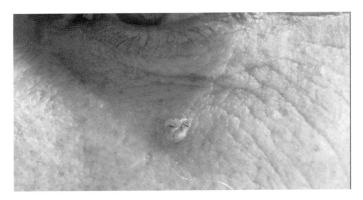

Figura 7. *Carcinoma escamoso. Neoformación exofítica de color rojizo con áreas blanquecinas y costra en la superficie.*

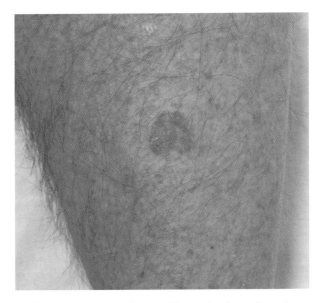

Figura 8. *Enfermedad de Bowen. Placa circular, eritematosa, con límites mal definidos y escama en la superficie.*

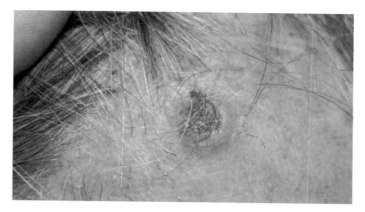

Figura 9. *Carcinoma escamoso infiltrante. Lesión tumoral que muestra los bordes elevados y el centro ulcerado con costra amarillenta. Se observan vasos en la periferia y un aspecto infiltrado.*

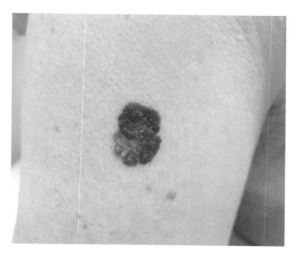

Figura 10. *Melanoma de extensión superficial. Mancha de varios colores: negro, marrón oscuro y rojo de forma asimétrica que afecta al brazo izquierdo.*

Galería de imágenes

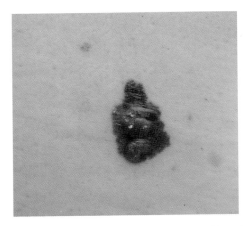

Figura 11. *Melanoma de extensión superficial. Mancha negra y marrón oscura que en el centro tiene un área elevada de una tonalidad más rojiza.*

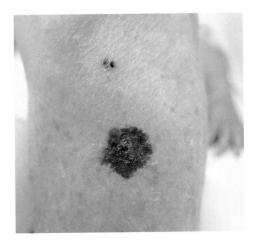

Figura 12. *Melanoma de extensión superficial. Mancha marrón de varias tonalidades y de forma asimétrica que afecta la pierna izquierda.*

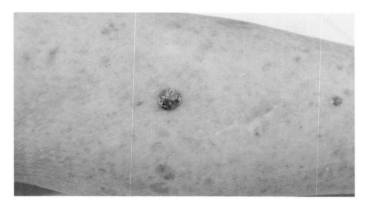

Figura 13. *Melanoma nodular. Lesión sobreelevada nodular de color violáceo con una superficie rugosa.*

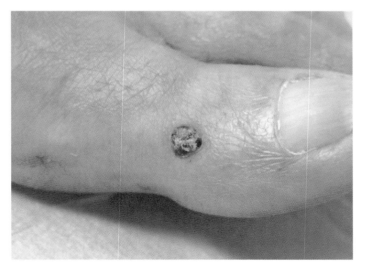

Figura 14. *Melanoma nodular. Lesión sobreelevada nodular color negro con algunas costras en la superficie que afecta al primer dedo del pie izquierdo.*

Galería de imágenes

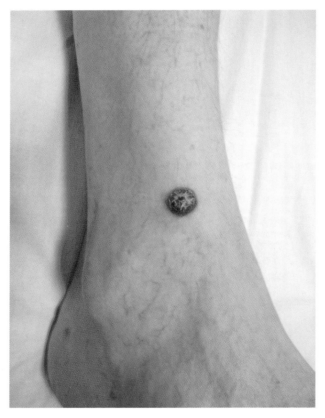

Figura 15. *Melanoma nodular. Lesión sobreelevada nodular de color violáceo que afecta la parte distal de la pierna derecha.*

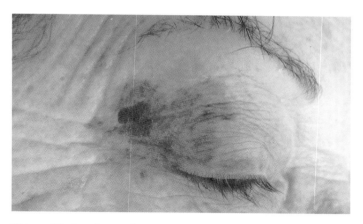

Figura 16. *Lentigo maligno melanoma. Mancha de color negro y marrón oscuro de varias tonalidades que afecta la piel alrededor del ojo y se extiende hacia el párpado superior.*

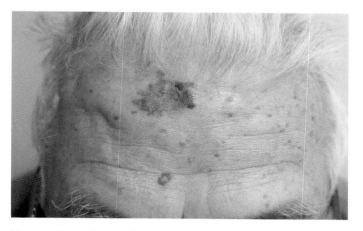

Figura 17. *Lentigo maligno melanoma. Mancha negra y marrón oscuro con un área más elevada en el borde lateral de la lesión, que afecta la piel de la frente.*

Galería de imágenes

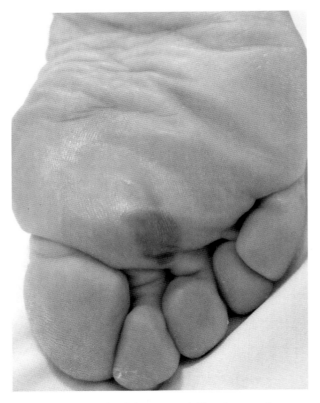

Figura 18. *Melanoma lentiginoso acral. Mancha marrón oscuro de diferentes tonalidades que afecta la planta del pie derecho.*

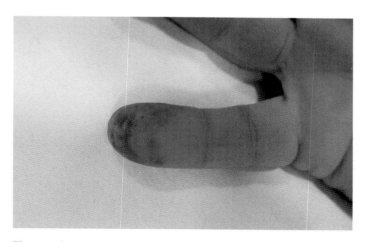

Figura 19. *Melanoma lentiginoso acral. Mancha negra y marrón oscura que afecta el pulpejo del quinto dedo de la mano derecha.*

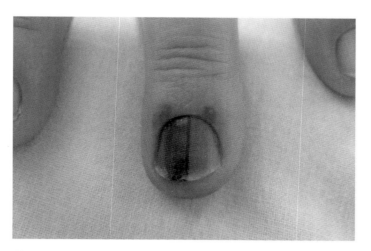

Figura 20. *Melanoma de uñas. Banda de color negro gruesa que afecta toda la uña. Además la pigmentación se extiende hacia la piel de alrededor de la uña.*

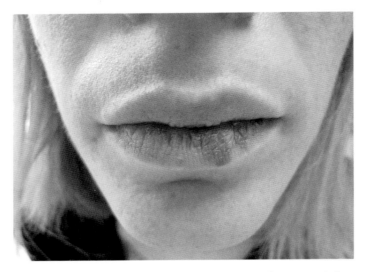

Figura 21. *Melanoma de mucosas. Mancha marrón oscura de bordes irregulares localizada en labio inferior.*

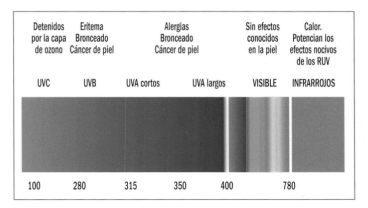

Detenidos por la capa de ozono	Eritema Bronceado Cáncer de piel	Alergías Bronceado Cáncer de piel	Sin efectos conocidos en la piel	Calor. Potencian los efectos nocivos de los RUV

UVC	UVB	UVA cortos	UVA largos	VISIBLE	INFRARROJOS

100	280	315	350	400	780

Figura 22. *Espectro de la radiación solar que muestra las diferentes longitudes de onda de cada tipo y los daños que pueden ocasionar en la piel.*

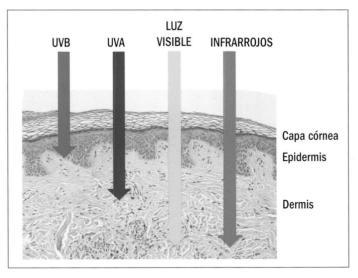

Figura 23. *La profundidad que alcanzan los diferentes tipos de RUV depende de la longitud de onda, siendo la luz visible y la ultravioleta las que alcanzan mayor profundidad, seguida por la UVA que penetra hasta la dermis.*